Zobel/Weibelzahl/Mrose · Rohkost

ROHKOST

Bedeutung
für die menschliche Ernährung
sowie Anwendung
in der gesellschaftlichen
Speisenwirtschaft
und in der häuslichen Kost

Prof. em. Dr. habil. M. Zobel
ehemals Leiter des Wissenschaftsbereiches
Ernährungswissenschaft in der Sektion
Gaststätten- und Hotelwesen
der Handelshochschule Leipzig

Horst Weibelzahl
Ökonom des Gaststätten-
und Hotelwesens, ehemals Mitarbeiter
im Zentralinstitut für Ernährung
Potsdam-Rehbrücke

Lisa Mrose

7. Auflage

Mit 16 zum Teil farbigen Bildern,
über 300 Rezepten
und einem Musterspeisenplan

VEB FACHBUCHVERLAG LEIPZIG

Bilder: Elisabeth Wieloch, Dresden: Bilder 2 bis 4, 7, 8 bis 16
Marga Zobel, Bergholz-Rehbrücke: Bilder 1, 5, 6
Einbandfoto: Brigitte Weibrecht, Leipzig

Zobel, Martin:
Rohkost : Bedeutung für d. menschl. Ernährung sowie Anwendung in
d. gesellschaftl. Speisenwirtschaft u. in d. häuslichen Kost / M. Zobel ;
Horst Weibelzahl ; Lisa Mrose. – 7. Aufl. – Leipzig : Fachbuchverl.,
1990. – 108 S. : mit 16 z. T. farb. Bild., über 300 Rezepten u. e.
Musterspeisenplan
NE: 2. Verf.: ; 3. Verf.:

ISBN 3-343-00311-5

© VEB Fachbuchverlag Leipzig 1990
7. Auflage
Lizenznummer: 114-210/96/90
LSV: 4843
Gestaltung: Gottfried Leonhardt, Leipzig
Printed in the GDR
Lichtsatz: INTERDRUCK Graphischer Großbetrieb Leipzig –
III/18/97
Druck und buchbinderische Weiterverarbeitung: Karl-Marx-Werk
Pößneck – V/15/30
Bestellnummer: 547 088 2
00780

Vorwort

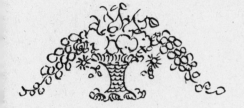

Eine richtige Ernährung ist grundlegende Voraussetzung für das Wohlbefinden und die Gesundheit des Menschen. Die wenigsten wissen jedoch, wie man sich vollwertig und zweckmäßig ernähren kann. Viele glauben in dieser Hinsicht alles richtig zu machen, und meinen richtig zu handeln, solange es ihnen schmeckt und bekommt. Wenn sich dann die verschiedenen Symptome des Unwohlseins oder gar der Krankheit eingestellt haben, ist es aber mitunter zu spät, um Versäumtes nachzuholen und alles wieder ins Gleichgewicht zu bringen.

Unsere Durchschnittskost ist in der Regel zu fett-, zucker- und energiereich und enthält nicht genügend Vitamine, Mineralstoffe und Ballaststoffe. Im allgemeinen werden Gemüse, Obst, Milch und Milcherzeugnisse sowie Vollkornprodukte noch zu wenig, dafür Fette, Feinbackwaren und Zuckerwaren zu viel verzehrt. Das findet seinen Ausdruck u. a. darin, daß der Konsum an Kartoffeln und Getreideerzeugnissen, insbesondere an Brot, auffällig zurückgeht. Auch die industrielle Verarbeitung der Lebensmittel, ihre Vorratshaltung und großküchenmäßige Zubereitung wirken sich oft nachteilig auf den Nährwert aus.

Die Auswirkungen von Ernährungsfehlern treten oft erst nach längeren Zeiträumen, mitunter sogar erst nach Generationen auf, wie Tierversuche beweisen. Vorbeugen ist zweifellos wichtiger als heilen. Viele subjektive Meinungen und Empfindungen, grundlegend falsche Überlieferungen gilt es aber auch hier noch zu überwinden. In ganz besonderem Maße trifft dies auch für die Rohkost zu, die als fester Bestandteil einer optimal zusammengestellten Kost in ihrem ernährungsphysiologischen Wert kaum zu überschätzen ist, die aber auch hin und wieder ohne jedwede gegarte Bestandteile in verschiedenen Abwandlungen und über unterschiedlich lange Zeit als Heilkost angewandt wird.

Es ist allerdings nicht möglich, unter unseren klimatischen Bedingungen und Lebensgewohnheiten sich ständig und allein von Rohkost zu ernähren, weil einige unverzichtbare Bestandteile der Rohkost nicht oder nur schwer bei uns gedeihen bzw. importiert werden müßten, z. B. Nüsse und Zitrusfrüchte. Besonders problematisch würde die Lebensmittelversorgung im Winterhalbjahr sein.

Sinn und Zweck dieses Buches ist es, die Rohkost zu einem festen Bestandteil unserer Ernährung zu machen und ihr an der Kost den Anteil zu sichern, der für uns nützlich, gesundheits- und leistungsfördernd ist.

Die Verfasser

Inhaltsverzeichnis

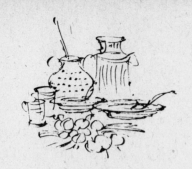

1. Ernährungsphysiologischer Wert der Rohkost

Für ein optimales Wachstum, die Erhaltung von Gesundheit und Leistungsfähigkeit, die bestmögliche Widerstandskraft gegen widrige Umweltbedingungen ist eine richtige Ernährungsweise von grundlegender Bedeutung. Als man vor etwa einem Jahrhundert die Ernährung und die Nahrung wissenschaftlich zu untersuchen begann, befaßte man sich naheliegenderweise zunächst mit der auffälligsten Wirkung der Nahrung, mit der Bereitstellung von Energie. Allmählich erkannte man, daß die Nahrung nicht nur Energielieferant ist, sondern auch unentbehrliche Vitamine, Mineralstoffe und Spurenelemente enthält und selbst die begleitenden Geschmacks-, Geruchs- und Farbstoffe nicht zu unterschätzende Auswirkungen auf den menschlichen Organismus haben. Diese komplex zusammengesetzten Systeme, die unsere Lebensmittel darstellen, sind jedoch noch nicht völlig erforscht und stellen mehr als nur die Summe der zusammengesetzten Teile dar.

So ist es auch zu erklären, warum die Kenntnisse über den ernährungsphysiologischen Wert der Rohkost und ihre Wirkung im menschlichen Organismus ebenfalls noch weiterer, sehr eingehender wissenschaftlicher Untersuchungen bedürfen. Vielfach kann man sich nur auf klinische Beobachtungen und Erfahrungen stützen, ohne daß man den Wirkungsmechanismus im einzelnen naturwissenschaftlich begründen kann. Deshalb werden in diesem Kapitel nur die als einigermaßen gesichert anzusehenden Wirkungen beschrieben.

Die positiven, später noch näher zu erörtern-den Eigenschaften und Wirkungen der Rohkost nicht voll zu nutzen ist nicht nur unklug, sondern kann einem Leistungsschwund, einer mangelhaften Versorgung mit lebensnotwendigen oder zumindest den Stoffwechsel und das Wohlbefinden fördernden Stoffen Vorschub leisten. Leistungsminderung und Schwächung der Abwehrbereitschaft des Körpers können u. U. sogar Krankheiten den Boden vorbereiten helfen.

Ein Wort zu den häufig sinnverwandt gebrauchten Begriffen »Rohkost« und »Frischkost«.

Rohkost ist der weniger einengende Oberbegriff; der Begriff *Frischkost* enthält zusätzlich ein Werturteil. Frischkost kann nur aus Rohstoffen bestehen, die sich in frischem Zustand befinden, also bald nach der Ernte verzehrt werden, und von denen auch meist eine »erfrischende« Wirkung ausgeht. Die Frischkost wäre demzufolge als das anzustrebende Ideal für eine Gemüse- oder Obstspeise oder -beilage anzusehen. Die Notwendigkeit einer Bevorratung für den Winter und die häufig sehr langen Transport- und Verteilerwege des Handels setzen hier jedoch gewisse Schranken. Man kann also ohne große Schwierigkeiten täglich Rohkost verzehren, auch während der Wintermonate, nicht immer aber eine Frischkost in ihrer eigentlichen Bedeutung.

Strenggenommen gehören zur Rohkost auch rohes Fleisch, rohe Eier, rohe Milch, kalt gepreßte Öle und rohe Getreideerzeugnisse. Rohes Fleisch weist gegenüber gegartem Fleisch keine besonderen Vorteile auf. Der Anteil an Fleisch in unserer Kost ist ausreichend, wenn nicht sogar schon überreichlich. Rohe Eier enthalten einen Stoff, der die Auswertung des Vitamins Biotin hemmt. Schonend zubereitete Eier enthalten den gleichen Nährwert wie im rohen Zustand. Die Milch muß in den Molkereien pasteurisiert werden, um der Übertragung von Infektionskrankheiten vorzubeugen. Bleiben als wertvolle Ergänzung der pflanzlichen Rohkost aus Gemüse und Obst die heimischen Würzkräuter mit ihrem hohen Geschmacks- und Aromagehalt, die kalt gepreßten Pflanzenöle mit einem hohen Gehalt an hoch ungesättigten Fettsäuren und einige Getreideprodukte als gute Lieferanten an den B-Vitaminen und Mineralstoffen übrig. Im Interesse einer ausreichenden Ergänzung der Rohkost mit hochwertigem Eiweiß und einigen Wirkstoffen sollten Milch und Milchprodukte ebenfalls die Rohkost ergänzen.

Der besondere Wert der Rohkost ist darin zu sehen, daß sie dem Körper vor allem Vitamin C und Vitamine der B-Gruppe, das Provitamin A sowie ein breites Spektrum von Mineralstoffen und Spurenelementen praktisch verlustlos und reichlich zuführt. Während beim Garen von Gemüsen und Früchten, besonders bei unzweckmäßiger Verfahrensweise und in Großküchen, oft beachtliche Verluste an wasserlöslichen und hitzeempfindlichen Inhaltsstoffen auftreten, bleiben diese Stoffe bei der Rohkost — schonende Vorbereitung vorausgesetzt — weitgehend erhalten. Hinzu kommt, daß viele der lebenswichtigen Stoffe in diesem breiten Spektrum dem Organismus mehr nützen, als wenn bestimmte Begleitstoffe durch die Verarbeitung aus dem Verband herausgelöst würden. So kommt es bei allen Vitaminen und Mineralstoffen darauf an, daß sie in einem bestimmten Verhältnis aufgenommen werden, weil sie einander im Stoffwechsel bedingen und die einseitige Wirkstoffzufuhr Stoffwechselimbalancen (Ungleichgewichte) schafft. Weiter ist bekannt, daß das Vitamin C eine bedeutend größere Wirksamkeit im Organismus zeigt, wenn es zusammen mit den in Früchten und Gemüsen reichlich vorhandenen Flavonfarbstoffen aufgenommen wird. Die Wirkung beruht wahrscheinlich darauf, daß diese

Farbstoffe das sehr oxydationsempfindliche Vitamin C nicht nur im Lebensmittel, sondern auch bei der Darmpassage bis zu einem gewissen Grad vor der Oxydation zu schützen vermögen. Eine völlig ausreichende Aufnahme von Vitamin C ist nur bei Verzehr einer bestimmten Menge Obst oder Gemüse in rohem Zustand vollauf gesichert.

Der durchschnittliche *Vitamin-C-Gehalt* einiger wichtiger zum Rohverzehr geeigneter Obst- und Gemüsearten ist aus den Tabellen 1 und 2 zu ersehen. Dabei ist interessant, daß viele heimische und gerade im Winter preiswerte Gemüse, insbesondere die Kohlarten, einen höheren Vitamin-C-Gehalt als die Zitrusfrüchte aufweisen. Viel zu wenig ist noch bekannt, daß man aus den groben Kohlarten (Grün-, Wirsing-, Weiß-, Rot- und Rosenkohl) wohlschmeckende Rohkostspeisen zubereiten kann. Darüber hinaus enthalten insbesondere die Blattgemüse auch bedeutende Mengen Karotin (Provitamin A), Sterine (Provitamine D), Vitamin K, Folsäure, Vitamin B_2 und andere B-Vitamine.

Rohkost enthält reichlich Ballaststoffe. Diese sind für eine regelmäßige und gesunde Darmtätigkeit, für die Peristaltik (Darmbewegung) unbedingt erforderlich. Manche chronische Verstopfung wird oft schon dadurch behoben, daß vor jeder Mahlzeit eine Portion Rohkost gegessen wird. Darmverstopfungen sind häufig anzutreffen. 75 % dieser Verstopfungen sind auf falsche Ernährung zurückzuführen. Die Ballaststoffe fördern außerdem die Sekretion der Verdauungssäfte und der Galle.

Viele Gemüse- und Obstarten sowie die heimischen Würzkräuter sind reich versehen mit Geschmacks- und Geruchsstoffen, die den Appetit und die Verdauungsvorgänge anregen.

Es ist auf Grund der Begrenztheit unseres bisherigen Wissens durchaus möglich, daß es noch unbekannte lebenswichtige oder zumindest die Gesundheit fördernde Nahrungsinhaltsstoffe gibt. Diese könnten durch das Garen oder die industrielle Bearbeitung der Lebensmittel weitgehend verlorengehen und bei völligem Verzicht auf Rohkost über längere Zeiträume hinweg Mangelzustände verursachen. So wird im medizinischen Schrifttum der letzten Jahre über einen Stoff berichtet, der in rohen Gemüsen vorkommt und Magen- sowie Zwölffingerdarmgeschwüre zu heilen vermag. Es ist noch nicht erwiesen, ob dieser sogenannte *Anti-Ulkus-Faktor* als essentieller Wirkstoff anzusehen ist und den Namen „Vitamin U" schon zu Recht trägt.

Solche Inhaltsstoffe müssen aber nicht unbedingt essentiell im Sinne der Vitamine oder Mineralstoffe sein, sie können auch in bestimmten Situationen lebensfördernd wirken und die physiologischen Leistungen des Organismus günstig beeinflussen, indem sie beispielsweise seine Fähigkeit zur Infektabwehr erhöhen oder das jugendliche Wachstum fördern. Eine solche prophylaktische oder therapeutische Bedeutung kommt, wie wir seit einigen Jahren wissen, z. B. den *Senfölen* zu, die den Charakter von antibiotischen Wirkstoffen mit breitem Wirkungsspektrum entfalten. Sie sind in Kressearten, im Meerrettich, Senf, Rettich, in Radieschen, in den Laucharten (Zwiebeln, Schnittlauch, Knoblauch, Porree) und allen Kohlarten enthalten und verleihen ihnen den scharfen, brennenden Geschmack. Die Senföle werden durch den Darm gut resorbiert. Der therapeutische Spiegel wird eingestellt durch eine Menge von 20···80 mg Senfölen je Tag und Person, die in 10···40 g Gartenkresseblättern oder Meerrettichwurzel enthalten sind. Die Wirkung dieser Senföle konzentriert sich besonders auf Infektionen der abführenden Harnwege, auf Bronchitiden (Entzündungen der Bronchien) mit akutem und chronischem Verlauf, Bronchopneumonien (Lungenentzündung mit einhergehender Entzündung der Bronchien) und Tonsillitiden (Entzündungen der Mandeln). Sie zeigen auch Wirksamkeit bei einer Reihe von Virusinfektionen; z. B. sprechen Influenzaviren und Erreger normaler Erkältungskrankheiten (wahrscheinlich Adenoviren, Viren, die auf Drüsen einwirken) auf eine tägliche Dosis von 40 bis 60 mg Benzylsenföl an. Die Krankheitssymptome werden rasch unterdrückt, und bei einer regelmäßigen 3tägigen Aufnahme dieser Menge klingt die Krankheit ab.

Andere *ätherische Öle* und Phenolkarbonsäuren zeigen ebenfalls schwache antibakterielle bzw. antimykotische Wirkung[1]. Bedeutender ist aber z. B. die harntreibende Wirkung der weit verbreiteten *Kaffee-, Chlorogen-* und *Ferulasäure*. Von *Artischokken* ist bekannt, daß sie die Gallensekretion und den Cholesterinstoffwechsel anregen. Wenn man bedenkt, daß der Kopfsalat neben ätherischen Ölen 0,02 % Alkaloide, aber auch die Phenolkarbonsäuren Chlorogen- und Ferulasäure enthält, wird deutlich, daß man den ernährungsphysiologischen Wert des Salats schwerlich nur an seinem Gehalt an allgemein bekannten essentiellen Substanzen zu beurteilen vermag. Wenn man weiter berücksichtigt, daß ein Teil dieser Stoffe hitzelabil ist, wie der Anti-Ulkus-Faktor, oder sich beim Garen leicht verflüchtigt, wie die Senföle, dann erscheint die schon immer von weitblickenden Wissenschaftlern mehr intuitiv gegebene Empfehlung, regelmäßig und häufig Rohkost zu Kochkost zu verzehren, in einem neuen Licht.

Zweifellos bringt die Zubereitung der Nahrung mittels Wärme eine Reihe unbestreitbarer Vorteile mit sich. So können bei vielen Lebensmitteln die Ausnutzbarkeit verschiedener Inhaltsstoffe der Nahrung durch Aufschluß des Zellgefüges erhöht, die Verdaulichkeit verbessert, der Geschmacks- und Genußwert erhöht und in rohem Zustand genußuntaugliche Lebensmittel genießbar gemacht werden. Diese mit Hilfe von Wärme gegarte Nahrung ist aber regelmäßig durch angemessene Mengen von Rohkost zu ergänzen. Die Erfahrung lehrt, daß eine so gemischte Kost gut vertragen wird und gesund und leistungsfähig erhält.

Die *günstige Wirkung der Rohkost* muß bereits bei ihrem Anblick beginnen. Die wenigen Beispiele auf den Farbbildern 1, 5, 6 und 9 mögen stellvertretend für viele zeigen, wie leicht Farbenfreudigkeit zu einer besonderen Stimmungslage des Betrachters führen kann.

Wird die Rohkost sorgfältig zubereitet und abgeschmeckt, kann jedermann dazu gebracht werden, ihre besonderen Geschmackswerte

---

[1] Gegen pilzliche Krankheitserreger gerichtet

schätzen zu lernen. Klinische Erfahrungen besagen, daß einerseits verlorener Appetit durch Rohkost wieder zurückkehrt und andererseits krankhaft gesteigerter Heißhunger sich mäßigt. Das hat auch Bedeutung, wenn es gilt, das Körpergewicht herabzusetzen. Die regelmäßig verzehrte Rohkostbeilage hilft auch den Fettanteil in der Nahrung zu beschränken, der bei einem bedeutenden Teil unserer Bevölkerung bis zu 70 % über dem wünschenswerten Bedarf liegt.

Der »Rohkost-Gewöhnte« wird den typischen Geschmack jeder einzelnen Gemüseart und jeder Frucht bald schätzen lernen. Wer zugibt, daß ihm eine Rohkostspeise schmeckt, hat damit noch lange nicht zum Ausdruck gebracht, daß er Fleischspeisen verabscheut. Für ihn sind Gemüse und Früchte nicht nur nebensächliche Garnitur einer Fleisch-, Fisch- oder Eierspeise, sondern sie haben für ihn ihre eigene Bedeutung, eine besondere geschmackliche Note.

Unzerkleinerte oder wenig zerkleinerte Rohkost zwingt auf Grund ihrer Härte und oft auch durch ihre Würze zum Kauen, das anstrengt und beim »Rohkost-Ungewöhnten« zur schnellen Ermüdung seiner Kaumuskulatur führt. Mit der Gewöhnung verliert sich das jedoch bald. Dieses Kauen regt nicht nur die Einspeichelung an, sondern bewirkt ein kräftiges Massieren des Zahnfleisches, fördert bei Kindern die Entwicklung eines kräftigen und gesunden Gebisses, reinigt die Zähne und wirkt damit der Parodontose entgegen. Eventuell vorhandene Zahnfleischschwellungen und -blutungen lassen nach. Eine Rohkostpause im Kindergarten oder in der Schule, wie das von weitsichtigen Erziehern und Lehrern schon durchgeführt wird, stellt eine gute Prophylaxe in dieser Hinsicht dar. Die Kinder bringen sich von zu Hause jeden Tag ein Stück rohes Gemüse oder eine Frucht der Jahreszeit mit und verzehren diese während der kleinen Pause unter Aufsicht des Erziehers, der sich vom Rohkostessen tunlichst nicht ausschließt.

Die *Zerkleinerung der rohen Gemüse und Früchte* ist keineswegs immer notwendig. Rohsäfte und Rohbreie sind lediglich bei empfindlichem Magen-Darm-Kanal, bei schlechtem Gebiß oder bei bestimmten Krankheiten angebracht. Allerdings können Säfte oder bestimmte Zerkleinerungen kochtechnische Vorteile bringen und zur weiteren Verbreitung des Rohkostgenusses beitragen; sie sollte aber beim Gesunden nicht in den Vordergrund treten.

Rohkost wirkt durststillend; sie unterdrückt auf Grund ihres Kaliumreichtums und ihrer Natriumarmut das Verlangen nach Flüssigkeitsaufnahme und bedingt außerdem eine gesteigerte Wasserausscheidung. Obgleich sie selbst sehr wasserreich ist (bis zu 90 %), gilt sie in der Diätetik als Trockenkost. Die sich ausbreitende Hypertonie[1] kann teilweise auf ein zugunsten des Natriums verschobenes Natrium-Kalium-Verhältnis zurückgeführt werden.

Das *länger anhaltende Sättigungsgefühl durch Rohkost* ist eigenartigerweise nicht gleichbedeutend mit längerer Verweilzeit im Magen. Während z. B. rohe Karotten den Magen wieder nach $1^1/_2$ bis 2 Stunden verlassen, bleiben die gekochten $2^1/_4$ bis $2^1/_2$ Stunden darin liegen. Gegarte Tomaten verweilen $^1/_2$ bis $^3/_4$ Stunde länger im Magen als rohe. Bei Weißkohl wird kein Unterschied beobachtet.

Rohkost übt einen regulierenden Einfluß auf die Sekretion der Magensäfte aus, denn bei länger währendem regelmäßigem Verzehr verschwinden die Symptome einer Salzsäureüberproduktion der Magenwand. Demgegenüber wird Anazidität (Mangel an Magensäure) immer wieder mit Erfolg durch die Mahlzeiten einleitende Rohkostbeilagen zur Norm geführt. Wenngleich die Enzyme des menschlichen Verdauungskanals eine bestmögliche Ausnutzung der Nahrung gewährleisten, können die Enzyme der Rohkost die Verdauungsarbeit unterstützen, zumal diese in den Zellen der Rohkost selbst wirken.

Oft wird die Frage gestellt, ob die Rohkost überhaupt richtig ausgenutzt werden kann, zumal nach der Darmpassage noch ganze Gewebselemente in den Fäzes[2] gefunden werden. Heute weiß man aber auf Grund von

---

[1] Bluthochdruckkrankheit
[2] Kot, Stuhl (lat.)

Untersuchungen, daß die Verdauungsenzyme in die zerstörte Zelle eindringen und bereits dort die Grundnährstoffe in ihre Bausteine Aminosäuren, Fettsäuren und Glyzerin bzw. Einfachzucker (Frucht- und Traubenzucker) zerlegen können. Diese passieren ohne Schwierigkeiten die Zellwand, ohne daß diese selbst zerstört oder verdaut werden muß. So wird z. B. das Fett von zerkauten Nüssen zu 80 %, der Eiweißgehalt der Aleuronzellen des Getreidekorns zu 75 % und in ähnlicher Höhe auch die Stärke pflanzlicher Zellen ausgenutzt. Dabei lassen sich keine großen Unterschiede zwischen rohem und gekochtem Zustand nachweisen.

Bei *rein pflanzlicher Kost* erhöht sich der Stickstoffgehalt des Kotes. Er wird durch eine Vermehrung der Darmsekrete hervorgerufen, die in ihrer Wertigkeit nicht ohne weiteres dem Nahrungsstickstoff gleichgesetzt werden dürfen. Die reichlichere Darmsekretion ist auf den höheren Gehalt an Ballaststoffen, insbesondere der Gemüse- und Vollkornprodukte, zurückzuführen.

Bei länger währenden Rohkostkuren wird eine gewisse Einschränkung dieser Erzeugnisse zugunsten von Obst und fetthaltigen Lebensmitteln empfohlen. Es gibt auch eine Reihe von Untersuchungsbefunden, wonach viele Menschen bei rohkostreicher Ernährung (z. B. Rohkost zusammen mit Brot und Kartoffeln) eine bessere Stickstoffausnutzung aufweisen als bei einer aus tierischen und pflanzlichen Erzeugnissen gemischten Kost gleichen Eiweiß- und Energiegehalts. Weitere Beobachtungen zeigen, daß die Ausnutzung der Nahrungsinhaltsstoffe mit der Zeit bei längerem ausschließlichem Verzehr von Rohkost allmählich zunimmt.

In diesem Zusammenhang wird oft die Frage nach der *Verträglichkeit der Rohkost* gestellt. Rohkost wird im allgemeinen gut vertragen. Sie ist meist eine Frage der Gewöhnung, die bei jüngeren Menschen in der Regel schneller als bei älteren eintritt. Bei der Umstellung von einer üblichen gemischten Kost auf mehrtägige Rohkost kommt es allerdings mitunter bei einzelnen Personen zu Beschwerden in Form von Mißempfindungen und von vermehrter Gasbildung, wobei sich die Beschwer-

den bis zu schmerzhaften Spannungszuständen steigern können. Dabei kann es sich einmal um sogenannte Luftschlucker handeln, zum anderen können diese Beschwerden durch Darmgärung hervorgerufen werden. Bei den Luftschluckern treten die Mißempfindungen unmittelbar nach der Mahlzeit auf, während die Gasbildungen erst frühestens 2 Stunden, meist aber 3 bis 4 Stunden nach der Mahlzeit spürbar werden. Beschwerden treten meist bei Menschen mit abnormen Sekretionsleistungen des Magens auf. Salzsäurepepsinpräparate, Knoblauchextrakte mit Kohle oder eine Tasse eines Aufgusses von gleichen Teilen zerstoßener Samen von Anis, Kümmel und Fenchel nach jeder Mahlzeit können in hartnäckigen Fällen eine günstige Wirkung haben. Die Umgewöhnung kann auch leichter erfolgen, wenn man zu Beginn nur die Säfte von Obst und Gemüse, später in langsam gesteigerten Mengen die Rohkost unzerkleinert oder in Form von Salaten aufnimmt. Gutes Kauen scheint hierbei besonders wichtig zu sein. Kopfkohlarten verursachen sehr leicht Blähungen und sollten in solchen Fällen ausgeklammert oder erst nach vollständiger Gewöhnung verzehrt werden. Wird die Rohkost aber nur als Zukost genossen, treten die eben geschilderten Schwierigkeiten kaum auf. Dabei spielt der Zeitpunkt, wann die Rohkost zur Mahlzeit eingenommen werden soll, eine erhebliche Rolle. Gemüse-Rohkost, gewöhnlich in Form von Salaten, ist besser verträglich, wenn sie die Mahlzeit einleitet. Obst kann auch als letztes genossen werden.

Rohkost sollte, in Form einer Vorspeise, die Suppe weitgehend ersetzen. Durch Suppen wird die Bildung von Magensalzsäure über die Norm gesteigert und dadurch der ohnedies niedrige Blutzuckerspiegel weiter gesenkt. Eine weitere Abnahme der allgemeinen Leistungsfähigkeit ist die Folge. Die Blutzuckerspiegelsenkung erhöht das Hungergefühl, ohne daß ein echtes physiologisches Bedürfnis für eine Energieaufnahme vorliegt. Es wird mehr gegessen, als benötigt wird. Die Körpergewichtszunahme wird gefördert. Außerdem stellt sich nach der Mahlzeit ein Gefühl der Erschlaffung ein.

13

Nicht unerwähnt soll die Beobachtung bleiben, wonach bei kleinen Kindern *reichlich Obst und Gemüse* besser vertragen wurden, wenn gleichzeitig *weniger Milch* verabreicht wurde. Manchmal verursachen auch nur die Kerne oder Schalen bestimmter Früchte eine gewisse Reizung des Magen-Darm-Kanals, besonders wenn sie in größeren Mengen aufgenommen werden. So können z. B. Weintrauben Stomatitis (Entzündung der Mundschleimhaut), Glossitis (Zungenentzündung) oder Gingivitis (Zahnfleischentzündung) hervorrufen. Die gleiche Menge Früchte als Traubensaft genossen, wird dagegen ohne weiteres vertragen. Umgekehrt gibt es Menschen, die Apfelsaft und mitunter auch andere Fruchtsäfte nicht vertragen, die ganzen Früchte jedoch gut. *Fruchtsäuren* scheinen nach neueren Untersuchungen u. a. an der Unverträglichkeit beteiligt zu sein, wogegen der natürliche Pektingehalt diese Wirkung mildert.

Eine Reihe namhafter Ärzte und Ernährungswissenschaftler berichten u. a. selbst bei Leistungssportlern über Steigerung der körperlichen Leistungsfähigkeit durch länger währenden Rohkostgenuß. Auch die Ermüdungserscheinungen nach den Mahlzeiten bleiben häufig aus. Der Rohkost wird des weiteren eine *verbesserte Wärmeregulation des Körpers* zugeschrieben. So werden Lichtbäder besser vertragen, der Schweißausbruch tritt später auf, und der Mineralstoffverlust durch den Schweiß ist bedeutend geringer. Rohkost bedingt auch eine Veränderung der Blutzusammensetzung; die Gerinnungsfähigkeit des Blutes wird erhöht, die Blutkapillaren verändern sich, sie strecken sich, Knickungen werden aufgehoben, die Kapillaren werden besser abgedichtet, der Blutdruck sinkt auffallend.

Nach *längerer reiner Rohkosternährung* tritt eine Kochsalzentwöhnung ein. Die Betreffenden empfinden den Kochsalzgehalt der normalen Kost stärker. Ungewöhnliche Schweißabsonderungen lassen nach, belegte Zungen reinigen sich. Rohkost wird auch als geeignetes Vorbeugungsmittel gegen verschiedene Nierenleiden und vegetative Störungen beschrieben.

Zusammenfassend kann man sagen, daß Rohkost viele Verdauungs- und Stoffwechselfunktionen und Organtätigkeiten reguliert, die durch falsche Ernährungsgewohnheiten von der Norm mehr oder weniger stark abgewichen waren.

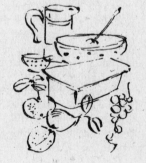

2. Zubereitung der Rohkost

Als Rohkost dürfen nur Rohstoffe von guter und hygienisch einwandfreier Beschaffenheit verwendet werden.

Das *Schälen* ist nur bei Südfrüchten, Nüssen und Gartengurken notwendig. Bei allen anderen Früchten gehen beim Schälen Aromastoffe, Ballaststoffe und zum Teil auch lebensnotwendige Stoffe verloren. *Waschen* unter fließendem Wasser ist für solches Obst sowie für Tomaten, Paprika und Treibhausgurken in der Regel völlig ausreichend. Will man ein übriges tun, um sich vor anhaftenden Eiern von Darmparasiten oder Insekten zu schützen, kann man die Gemüsefrüchte bis zu 5 Minuten in lauwarmes Salzwasser legen. Wurzel- oder Knollengemüse werden am besten mit einer harten Bürste gesäubert. Dabei kann man dem Waschwasser je Liter etwa einen gestrichenen Kaffeelöffel Kochsalz zusetzen. Wenn es sich nicht gerade um sehr junge Möhren handelt, wird man diese Gemüse ohnedies schaben bzw. schälen. Bei Blatt- und Blütengemüse (wie bei Blumenkohl) ist eine Entfernung der Oberfläche nicht möglich. Hier ist deshalb die Infektionsgefahr am größten. Grundsätzlich sollte man *kopfgedüngte Gemüse zum Rohgenuß nicht verwenden.* Blattgemüse werden in reichlich kaltem Salzwasser höchstens 10 Minuten eingeweicht und mit soviel frischem, kaltem Wasser nachgespült, bis dieses völlig frei von Schmutzpartikelchen ist. Man läßt sie dann in einem Sieb abtropfen. Durch das Kochsalz werden evtl. vorhandene Wurmeier zwar nicht abgetötet, aber von der Oberfläche losgelöst, so daß sie dann mit dem Oberflächenwasser weggespült werden können.

Festgeschlossene Kohlköpfe werden von den beschädigten Hüllblättern befreit, äußerlich abgewaschen und können dann bedenkenlos weiterverarbeitet werden, weil der Kohl von innen heraus wächst und damit das Innere praktisch von der Außenwelt abgeschlossen bleibt. Lediglich von Ungeziefer angefressene oder angefaulte Köpfe können auch im Herz verunreinigt sein und sollten deshalb nicht für Rohkost verwendet werden. Blumenkohl legt man mit dem Kopf nach unten etwa 10 Minuten in handwarmes Kochsalzwasser von stärkerer Konzentration.

Allzu *langes Wässern* führt zu Auslaugverlusten an wertbestimmenden, wasserlöslichen Inhaltsstoffen. Vergrößert werden diese Verluste durch Zerkleinern und Überbrühen. Für Rohkost bestimmte Gemüse sollten grundsätzlich nicht überbrüht werden. Beim *Überbrühen* von Gemüse können beispielsweise bis zu $8/10$ des Mineralstoffgehalts verlorengehen.

Der *Verlust an Vitamin C* kann bei Rohkost erheblich werden, wenn sie nicht richtig behandelt wird. Beim Zerkleinern oder Saftpressen können bestimmte nahrungseigene Enzyme (Oxydasen) unter Mitwirkung des Luftsauerstoffs das Vitamin C unwirksam machen. Die Geschwindigkeit dieser *Vitamin-C-Oxydation* hängt im einzelnen von der Aktivität der enthaltenen Enzyme, dem Vorhandensein von natürlichen Schutzstoffen, dem Säuregrad, dem Grad der Zerkleinerung und des Luftzutritts sowie von der Zeit ab, wie lange das zerkleinerte Gut bis zum Verzehr den Bedingungen der Zerstörung ausgesetzt bleibt.

15

Tabelle 1. *Vitamin-C-Gehalt einiger Gemüse in rohem Zustand (nach Zobel)*

| | Vitamin-C-Gehalt in mg/100 g eßbarem Anteil | |
	Schwankungsbreite[1]	Mittelwert
Blumenkohl	65 ··· 110	110
Chicorée	5 ··· 50	10
Chinakohl	30 ··· 40	35
Feldsalat	20 ··· 45	35
Grüne Erbsen	38 ··· 41	27
Grünkohl	60 ··· 390	110
Gurke	2 ··· 20	8
Knollensellerie	5 ··· 40	10
Kohlrabi	30 ··· 95	90
Kopfsalat	8 ··· 12	13
Kürbis	8 ··· 15	14
Möhren	3 ··· 6	5
Gemüsepaprika	90 ··· 200	140
Porree	15 ··· 80	30
Radieschen	20 ··· 50	20
Rettich	25 ··· 30	30
Rhabarber	5 ··· 25	10
Rosenkohl	65 ··· 235	125
Rote Bete	8 ··· 12	10
Rotkohl	50 ··· 75	60
Spinat	20 ··· 80	70
Tomate	25 ··· 45	35
Weißkohl	30 ··· 60	45
Wirsingkohl	40 ··· 50	45
Zwiebel	6 ··· 20	15

[1] Die Schwankungsbreite läßt erkennen, wie stark der Vitamin-C-Gehalt in Abhängigkeit von Herkunft, Sorte, Anbau-, Ernte- und Lagerungsbedingungen und anderen Faktoren vom Mittelwert abweichen kann

Die *Zerkleinerung der gereinigten Rohkost* erfolgt am zweckmäßigsten auf Plast- oder Glasreiben, Metallreiben verschiedener Körnung, mit Rohkostzerkleinerungsmaschinen oder mit Kräutermessern aus Chromnickel.

Aus den vorstehenden Ausführungen ergeben sich für die Praxis der Rohkostzubereitung folgende zu beachtende Richtlinien:

- Gemüse und Obst nicht wässern, sondern kurz, aber gründlich waschen!

- Zerkleinerung nur soweit, wie für den gewünschten Zweck unbedingt erforderlich!

- Das zerkleinerte Gut sofort mit Genußsäuren (Zitronensäure, Zitronensaft, Essig oder sauren Fruchtrohsäften) im gewünschten Umfang versetzen! Säure stabilisiert Vitamin C, indem die Enzyme gehemmt werden, die das Vitamin C katalytisch zerstören. In sauren Früchten ist Vitamin C schon von Natur aus genügend stabilisiert.

- Alle anderen Zutaten erst nach dem Vermischen mit Säure hinzufügen!

Aus den aufgezeigten Gründen wird gefordert, daß *Rohkost auch in der Gemeinschaftsverpflegung,* wo die Wirkstoffe bei der Zubereitung im allgemeinen noch um vieles mehr

Tabelle 2. *Vitamin-C-Gehalt einiger Früchte in rohem Zustand (nach Zobel)*

| | Vitamin-C-Gehalt in mg/100 g eßbarem Anteil | |
	Schwankungsbreite[1]	Mittelwert
Äpfel	5 ··· 20	12
Birnen	2 ··· 15	7
Erdbeeren	40 ··· 70	60
Heidelbeeren	10 ··· 90	20
Himbeeren	15 ··· 30	25
Johannisbeeren, schwarz	70 ··· 260	180
Johannisbeeren, rot	30 ··· 60	55
Johannisbeeren, weiß	25 ··· 52	50
Kirschen, sauer	10 ··· 25	20
Kirschen, süß	5 ··· 35	15
Mirabellen	3 ··· 18	16
Pfirsiche	7 ··· 20	15
Pflaumen	2 ··· 15	6
Reineclauden	2 ··· 11	5
Stachelbeeren	30 ··· 60	46

[1] Siehe Fußnote zu Tabelle 1

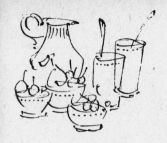

zerstört werden als in der Haushaltsküche,
täglich verabreicht wird. Die *Rohkost* darf
sich dabei nicht nur auf Frischobst und grüne
Salate beschränken, weil ihr dadurch eine
abwechslungslose Eintönigkeit und eine jah-
reszeitliche Beschränkung auferlegt wird.
Der Einwand, daß Essenteilnehmer Rohkost-
salate, beispielsweise aus Möhren, Sellerie
oder Kohl, nicht mögen, darf nicht Richt-
schnur für alle sein. Im Interesse der Ge-
sunderhaltung gerade dieser Menschen müssen sie zum Verzehr von Rohkost erzogen
und über ihren Wert aufgeklärt werden. Eine
Abneigung gegen Gemüse-Rohkost ist zum
größten Teil auf die unbefriedigende geschmackliche Qualität und falsche Zubereitung von Rohkostsalaten in der Gemeinschaftsverpflegung zurückzuführen.
Es muß noch darauf hingewiesen werden,
daß alle Rezepte, die als Bestandteil rohe
Eier oder Teile davon (ohne nachfolgende
Erhitzung!) erhalten, im Rahmen der Gemeinschaftsverpflegung nicht angewandt
werden dürfen.

3. Würzen der Rohkost

Eine richtig gewürzte Rohkost kann hinsichtlich ihrer Gaumengefälligkeit eine Delikatesse von gastronomischer Vollendung sein. Um Gesundheit und Gaumen zu dienen, bieten sich *einheimische Würzkräuter* in reicher Auswahl an. Diese Gewürze ergeben in richtiger Anwendung eine harmonische Geschmacksabrundung der einzelnen Gerichte und sind den Kräutersalzen vorzuziehen. Auftretende Bedenken, daß sich durch Salzmangel evtl. Nachteile bemerkbar machen könnten, sind unzutreffend. Die üblich zubereitete Kochkost wird in herkömmlicher Weise oft mit zu reichlichen Mengen Kochsalz gewürzt, da die Speisen durch den Erhitzungsprozeß teilweise erheblich an Geschmack verlieren. Im Durchschnitt werden, wenn sich der Speisenplan nur aus gegarten Speisen zusammensetzt, bei sparsamem Salzverbrauch 8 ··· 10 g und mit reichlich gesalzenen Gerichten etwa 15 ··· 25 g Kochsalz täglich aufgenommen. Dem Bedarf gegenüber bedeutet das eine 4- bis 6fache Überbelastung für Nieren und Kreislauf. Die Rohkost hilft, jeder unvernünftigen Überwürzung entgegenzuwirken.

Zahlreiche Würzkräuter unterstützen in vieler Hinsicht die physiologischen Vorgänge im Körper des Menschen. Sie drängen durch ihre aromatischen Inhaltsstoffe nicht nur den Kochsalzverbrauch zurück, sondern wirken auch günstig auf die Funktion der Verdauungsdrüsen. Sie regen außerdem die Darmbewegung an und bremsen die Fäulnisvorgänge im Darm.

Nachstehend einige Beispiele für die *Wirkung der allgemein bekannten Würzkräuter:*

Würzkraut/Gewürz	Wirkung
Anis	Anregung der Darmbewegung, blähungs- und wurmwidrig
Basilikum	Magenmittel, Anregung der Verdauung
Bohnenkraut	verdauungsfördernd, wurmwidrig
Dillkraut	blähungswidrig
Estragon	appetitanregend, entwässernd
Fenchel	blähungswidrig
Knoblauch	unterstützt die Fettverdauung, regt die Darmtätigkeit an
Kümmel	blähungswidrig
Liebstöckel	harntreibend
Majoran	blähungswidrig
Meerrettich	appetitanregend
Petersilie	appetitanregend, verdauungsfördernd, harntreibend
Schnittlauch	verdauungsfördernd
Thymian	verdauungsfördernd
Zwiebel	appetitanregend, vermehrt und verbessert die Verdauungstätigkeit, Desinfektionsmittel für Magen und Darm

Würzkraut/Gewürz	Anwendung
Anis	Möhren und rote Bete (rote Rübe)

Würzkraut/ Gewürz	Anwendung
Basilikum	Verleiht allen Rohkostsalaten eine pikante Note. Sparsam verwenden! Getrocknet: pfefferartig in der Würzkraft
Beifuß	Kohlrüben und pikante Apfelsalate
Bohnenkraut	Gurkensalat
Boretsch	Blattsalate, Gurkensalat, Quark, Kräutertunken
Dillkraut	alle grünen Salate, Spargel-, Gurken- und Blumenkohlsalat, Quark, Sauermilch und Joghurt
Estragon	Kürbissalat, in Verbindung mit anderen Kräutern zu Gurkensalat und Kräutermayonnaise
Fenchel	Möhren
Kerbel	in Mischung mit anderen Kräutern zu Quark, Sauer- und Buttermilch sowie Joghurt
Knoblauch	Kopfsalat, Endiviensalat, Quark und Mayonnaisen in Mischung mit reichlich Petersilie, die den Geruch abschwächt
Koriander	Sellerie-, Rote-Bete-, Spargel-, Kohlrüben- und Schwarzwurzelsalat
Kümmel	Möhren-, Kraut- und Rote-Bete-Salat, Quark, dicke Sauermilch und Joghurt
Liebstöckel	Kohlrübensalat, sparsam zu Quark, Sauermilch und Joghurt
Majoran	Kohlrabi- und pikante Apfelsalate
Meerrettich	Möhren-, Apfel-, Gurken-, Rote-Bete- und Kürbissalat, rohe Meerrettich-, Sahne-, Sauermilch- oder Joghurttunke
Petersilie	alle pikanten Rohkostsalate, Quark, Sauermilch, Joghurt und Mayonnaisen
Pimpinelle	Blumenkohlsalat, Sauermilch-Zitronen-Tunken und in Mischung mit anderen Kräutern zu Salat-Tunken
Porree	Grünkohl, Spinat, Rapunzel und Rote-Bete-Salat
Schnittlauch	Quark, dicke Sauermilch, Joghurt, Tomaten, junge Steinpilze und Zuchtchampignons *(andere Pilze nie roh verwenden!)*, Möhren-, Sauerkraut-, Spinat-, Kohlrabi-, Rote-Bete-, pikanter Kürbis- und Apfelsalat, Mayonnaisen
Sellerie	Mayonnaise und Zitronentunken
Thymian	sparsam verwenden zu Salattunken aus Quark oder Mayonnaise
Zwiebeln und frisches Zwiebelkraut	nach Belieben; geschmacklich gut für alle pikanten Rohkostsalate, Sauermilch, Quark und Joghurt

Die heimischen Würzkräuter lassen sich vielseitig für die *Rohkostzubereitung* verwenden, wie die vorstehende Übersicht zeigt.

Zum *Süßen der Rohkostspeisen* eignen sich besonders gut Bienenhonig, frisches, süßes Obst und fruchtzuckerreiche Trockenfrüchte, wie Rosinen, Datteln, Feigen, Pflaumen, Aprikosen, Äpfel usw. Rübenzucker (Saccharose) sollte nur sparsam verwendet werden. Er enthält keine Mineralstoffe und Vitamine des B-Komplexes, die zu seiner Verwertung im Stoffwechsel benötigt werden. Außerdem fördert die Saccharose die weitverbreitete Karies. Fälschlicherweise wird dem braunen Rohzucker ein besonderer gesundheitlicher Wert zugesprochen. Der Gehalt an Mineralstoffen und Vitaminen ist jedoch gering und ohne gesundheitliche Bedeutung. Er ist im Gegenteil ein nicht unbedenkliches, ungereinigtes Halbfabrikat.

Der geschmackliche und gesundheitliche Wert bestimmter Speisen wird ferner durch *Zitronensaft* erhöht. Als Ersatz für Zitronensaft eignet sich vorzüglich Johannisbeer- oder Rhabarbersaft. Es kann auch Essig verwendet werden, wenn die anderen Säuren nicht zur Verfügung stehen oder aus gesundheitlichen Gründen nicht akzeptabel sind. Für Rohkost sollten *Öle* mit einem hohen Gehalt an ungesättigten Fettsäuren, wie Sonnenblumenöl, Mohnöl, Sojaöl, Leinöl, in *kaltgeschlagener* Form den Vorzug erhalten. Weitere pflanzliche Fettspender finden wir in den *Nüssen.* Die gebräuchlichsten und gleichzeitig gesündesten Nußarten für Rohkost sind Hasel-, Wal- und Paranüsse, ferner süße Mandeln und Kokosraspel. *Erdnüsse* sind zwar so fett wie echte Nüsse, gehören aber botanisch gesehen zu den Hülsenfrüchten. Sie enthalten als solche reichlich Purinstoffe und wirken blähend. *Eigelb* wird in Verbindung mit Öl zu *Mayonnaise* verarbeitet. In der Gemeinschaftsverpflegung und bei gewissen Diätformen ist aber die Beigabe von Eigelb verboten. Als Ersatz für die Eimayonnaise ist eine einfache Quarkmayonnaise sehr geeignet. Für fettarme Rohkost verwendet man Trinkvollmilch, entrahmte Frischmilch, Dosenmilch, Sauermilch, Buttermilch und Joghurt. Quark mit Milch oder Joghurt glattgerührt, paßt ausgezeichnet zu Wurzelgemüsen.

4. Marktkalender

Der nachfolgende Marktkalender der bei uns angebauten Obst- und Gemüsearten zeigt, daß abwechslungsreiche Rohkost auch im Winter möglich ist. Je nach Angebot ergänzen Importfrüchte den Rohkostplan vorteilhaft.

Grüne Blattsalate sollten im Frühjahr und Sommer täglich serviert werden, und auch im Winter dürfen sie nicht ganz im Rohkostplan fehlen. In der kühleren Jahreszeit, schon vom Herbst an, ist durchaus die Möglichkeit gegeben, von Grünkohl, Rapunzel, später Endivien, Rosenkohl und von jungen Blättchen des Löwenzahns schmackhafte Grünsalate zu bereiten.

Marktkalender für einheimisches Obst und Gemüse

	Obst	von	bis
Obst	Äpfel	ganzjährig	
	Birnen	September	Januar
	Brombeeren	Ende Juli	Anfang Oktober
	Erdbeeren	Ende Mai	Mitte Juli
	Heidelbeeren	Juli	August
	Himbeeren	Juli	August
	Johannisbeeren	Juli	Anfang September
	Kirschen	Ende Mai	Juli
	Mirabellen	August	September
	Pfirsiche	August	Anfang Oktober
	Pflaumen	Juli	Oktober
	Preiselbeeren	August	Oktober
	Stachelbeeren	Juni	August
	Weintrauben	September	Anfang November
	Nüsse	ganzjährig	

	Gemüse	von	bis
Gemüsefrüchte	Erbsen (Schoten), junge, zarte	Mitte Juni	Juli
	Gurken	April	Oktober
	Kürbis	September	Mitte Dezember
	Tomaten	April	Dezember
	Zucchini	Mai	Oktober

	Gemüse	von	bis
Knollen- und Wurzelgemüse	Knollenfenchel	Juni	September
	Kohlrüben	September	April
	Meerrettich	Ende August	März
	Möhren	Ende Juni	April
	Radieschen	April	Oktober
	Rettich	Mai	März
	Rote Bete (rote Rübe)	September	März
	Schwarzwurzeln	Oktober	März
	Sellerie	September	März
Zwiebelgemüse	Lauch, Porree	Oktober	März
	Zwiebeln	das ganze Jahr	
Blattgemüse	Brennesseln	März	Mai
	Chicorée	November	März
	Chinakohl	Oktober	Dezember/ Januar
	Endivien	November	März
	Feldsalat (Rapunzel)	November	März
	Grünkohl	November	März
	Kopfsalat	Ende März	November
	Krachsalat	Ende März	Oktober
	Kresse	März	Mai
	Löwenzahn	Februar	April
	Mangold	Juni	Oktober
	Radicchio	April	August *und* Oktober, November
	Rosenkohl	November	Februar
	Rotkohl	Juli	Mai
	Sauerampfer	April	Mai
	Spinat	März	Mai *und* Oktober
	Weißkohl	Juli	Mai
Stengel- und Blütengemüse	Blumenkohl	Mai	November
	Kohlrabi, junge, zarte	Anfang Mai	Juli
	Rhabarber	April	August

5. Rezepte

Die nachstehenden Rezepthinweise sind für 5 Portionen berechnet. In dieser Zusammenstellung lassen sie sich leicht auf jede andere gewünschte Portionszahl umrechnen.

5.1. Salattunken

1.

2 Eigelb
350 g Tafelöl
Salz, Zucker, Essig, Senf,
Worcestersauce

Mayonnaise

Die Eigelbe mit etwas Salz verrühren und das Öl zuerst tropfenweise, dann etwas stärker fließend unterrühren. Zwischendurch einige Tropfen Essig zugeben, damit die Mayonnaise nicht zu fest wird. Die Mayonnaise abschmekken und nicht unter +6°C bzw. nicht über +20°C aufbewahren. (In Gemeinschaftsverpflegung Mayonnaise nicht selbst herstellen!)
Zugabe: Kräuter, Tomaten- oder Paprikamark, Senf, Gewürzpaprika, Meerrettich, Nußmus o. ä.

2.

50 g Speiseöl
100 g Weizenmehl
500 ml Wasser

Coulis (Mehlstreckung für Mayonnaise)

Das Mehl im Öl hell schwitzen und das kochende Wasser unter kräftigem Rühren mit der Schneerute unterarbeiten, alles kurz durchkochen und nach dem Benetzen der Oberfläche mit wenig Wasser erkalten lassen.

3.

125 g Speisequark, mager
100 g Tafelöl
Salz, Zucker, Möhrensaft zum
Färben, Worcestersauce

Quarkmayonnaise

Den Quark mit wenig Salz glattrühren, tropfenweise das Öl unterrühren, abschmecken und mit Möhrensaft färben.
Zugabe: Kräuter, Tomaten- oder Paprikamark, Senf, Gewürzpaprika, Meerrettich, Nußmus o. ä.

4.

100 g Mayonnaise
15 g Tomatenmark
10 g Peperoni

Andalusische Mayonnaisentunke

Mayonnaise (Rezept 1) evtl. mit 30% Coulis (Rezept 2) strecken und mit Tomatenmark und Peperonistreifen vermischen.

23

5.

Salattunke 1

1 Teil Tafelöl mit 1 Teil Säure (Zitronensaft oder auf 5 % verdünnten Essig), wenig Salz und weißem Pfeffer gut mischen.
Für 5 Personen etwa 100 ml Marinade verwenden.
Zugabe: Senf oder gehackte Kräuter und feine Zwiebelwürfel.

6.

Salattunke 2

Rezeptur und Zubereitung wie Salattunke 1 (Rezept 5) unter Zugabe von 3 Teilen Wasser oder Apfelsaft oder Rhabarbersaft und von Kräutern, aber ohne Senf.

7.

Salattunke 3

4 bis 5 Teile Kaffeesahne mit 1 Teil Säure (Zitronensaft oder Essig, 5 % Säure), wenig Salz und weißem Pfeffer gut vermischen. Nach Belieben mit etwas Zucker pikant abschmecken. Für 5 Personen etwa 100 ml Kaffeesahne verwenden.
Zugabe: gehackte Kräuter oder sehr fein geschnittene Zwiebeln.

8.

Salattunke 4

Saure Sahne mit wenig Salz und weißem Pfeffer gut vermischen. Zitronensaft oder Essig sind hierbei nur wenig erforderlich und richten sich nach dem Säuregehalt der Sahne bzw. nach dem gewünschten Geschmack. Nach Belieben mit etwas Zucker pikant abschmecken.
Für 5 Portionen etwa 150 ml saure Sahne verwenden.
Zugabe: gehackte Kräuter oder sehr fein geschnittene Zwiebeln.

9.

Salattunke 5

8 Teile Sauermilch mit 1 Teil Tafelöl oder Mayonnaise, wenig Salz und weißem Pfeffer gut vermischen. Zitronensaft oder Essig sind hierbei nicht erforderlich. Nach Belieben mit etwas Zucker pikant abschmecken.
Für 5 Portionen 150 ml Sauermilch verwenden. An Stelle von Sauermilch ist auch Joghurt geeignet. Dann muß jedoch mit etwas Zitronensaft oder Essig abgeschmeckt werden.
Zugabe: gehackte Kräuter oder sehr fein geschnittene Zwiebeln.

10.

1	Ei
25 g	Tafelöl
	Salz, Essig, Senf, Pfeffer
50 ml	Sauermilch, Joghurt oder Apfelsaft

Salattunke 6

Das Ei schnittfest kochen (8 min), das Eigelb durch ein Sieb streichen und mit dem Öl verrühren, würzen und mit Joghurt, Sauermilch oder Apfelsaft vermischen. Das Eiklar evtl. hacken und untermischen.
Zugabe: gehackte Kräuter oder sehr fein geschnittene Zwiebeln.

11.

Salattunke 7

1 Teil Tomatenmark mit 1 Teil Zitronensaft oder Essig (5 % Säure), 2 Teilen Tafelöl, wenig Salz, Zucker und Pfeffer gut mischen.
Für 5 Portionen etwa 30 g Tomatenmark verwenden.
Zugabe: Schnittlauch oder sehr fein geschnittene Zwiebeln.

12.

Salattunke 8

1 Teil glatten Quark mit 2 Teilen Sauer- oder Buttermilch oder Joghurt oder Trinkmilch, 1 Teil Tafelöl, wenig Salz, Zucker und weißem Pfeffer gut vermischen.
Für 5 Portionen etwa 40 g Quark verwenden. Das Würzen mit Zitronensaft oder Essig ist nur gelegentlich erforderlich. Meist reicht die Säure vom Quark bzw. von der Sauer- oder Buttermilch aus.
Zugabe: gehackte Kräuter oder sehr fein geschnittene Zwiebeln.

13.

Salattunke 9

Rezept und Zubereitung wie Rezept 12, jedoch an Stelle von Tafelöl Mayonnaise verwenden.

14.

50 g Mayonnaise
15 g Zwiebeln
 5 g Kapern
10 g Kräuter
10 g Delikateßgurke

Remouladentunke – Salattunke 10

Die Zwiebeln in feine Würfel schneiden, Kräuter, Kapern und Delikateßgurke fein hacken und alles unter die Mayonnaise rühren.
Diese Remouladentunke kann durch Zugabe von 25 ml saurer Sahne oder fest geschlagener ungesüßter Schlagsahne abgewandelt bzw. durch Zugabe von 30 % Coulis (Rezept 2) gestreckt werden.

15.

600 g Blumenkohl
10 g Hafermark
Salattunke (Rezepte 7 bis 14,
    außer 11)
3 g Petersilie

Blumenkohlsalat
(Bild 1)

Den geputzten Blumenkohl grob raspeln, das Hafermark zugeben, mit Salattunke abschmecken und mit gehackter Petersilie bestreuen.
Zugabe: Weizenkeime bzw. 1 bis 2 schnittfest gekochte und gehackte Eier.

16.

Blumenkohl-Feldsalat

Rezeptur und Zubereitung wie Rezept 15, jedoch noch 75 g verlesene, gut gewaschene, abgetropfte und etwas zerpflückte Rapünzchen zugeben.
Zugabe: Weizenkeime bzw. 1 bis 2 schnittfest gekochte und gehackte Eier.

17.

Blumenkohl-Kopfsalat

Rezeptur und Zubereitung wie Rezept 15, jedoch noch $^1/_2$ Kopfsalat, gewaschen, gut abgetropft und in feine Streifen geschnitten, kurz vor dem Anrichten locker unter den Salat mischen.
Zugabe: Weizenkeime bzw. 1 bis 2 schnittfest gekochte und gehackte Eier.

18.

400 g Blumenkohl
150 g Orange (1 St.)
Salattunke (Rezepte 7 bis 9
bzw. 12 bis 14)

Blumenkohl-Orangen-Salat

Zubereitung wie Rezept 15; die Orange schälen und in Stücke geschnitten unter den Salat mischen. Den Salat auf Kopfsalatblättern anrichten. An Stelle von Orangen evtl. Ananas verwenden.
Zugabe: gehackte Nüsse oder süße Mandeln.

19.

Blumenkohlsalat mit Pfirsich

Rezeptur und Zubereitung wie Rezept 18, jedoch an Stelle von Orangen frische oder Kompottpfirsiche verwenden und den Kompottsaft zur Salattunke verwenden.
Zugabe: gehackte Nüsse oder süße Mandeln.

20.

400 g Blumenkohl
150 g Tomaten
 30 g Zwiebeln oder
 10 g Schnittlauch
Salatmarinade (Rezepte 5 bis 14,
außer 6)

Blumenkohl-Tomaten-Salat

Zubereitung wie Rezept 15; die vom Stielansatz befreiten Tomaten, in Scheiben oder Spalten geschnitten, und sehr feine Zwiebelwürfel oder Schnittlauch unter den Salat mischen.
Zugabe: Weizenkeime bzw. 1 bis 2 schnittfest gekochte und gehackte Eier.

21.

400 g Blumenkohl
$^1/_2$ Kopfsalat
2 Bd. Radieschen
Salattunke (Rezepte 7 bis 14,
außer 11)

Blumenkohl-Radieschen-Kopfsalat

Zubereitung wie Rezepte 15 und 17; die Radieschen, in Scheiben oder Streifen geschnitten, unter den Salat mischen.
Zugabe: Weizenkeime bzw. 1 bis 2 schnittfest gekochte und gehackte Eier.

22.

Blumenkohl-Tomaten-Kopfsalat

Rezeptur und Zubereitung wie Rezept 20, jedoch noch $^1/_2$ Kopfsalat, gewaschen, gut abgetropft und in feine Streifen geschnitten, kurz vor dem Anrichten locker unter den Salat mischen.
Zugabe: Weizenkeime bzw. 1 bis 2 schnittfest gekochte und gehackte Eier.

23.

400 g Chicorée
Salattunke (Rezepte 5 bis 14,
außer 6)

Chicoréesalat

Die Chicoréestauden putzen, waschen, abtropfen lassen, quer in feine Streifen schneiden und sofort mit der vorbereiteten Salattunke abschmecken. Bei Verwendung von Salattunke nach Rezepten 7 bis 10 und 12 oder 13 evtl. etwas Tomatenketchup zugeben.
Zugabe: Weizenkeime bzw. 1 bis 2 schnittfest gekochte und gehackte Eier untermischen.

24.

300 g Chicorée
150 g Äpfel
Salattunke (Rezepte 5 bis 14,
außer 6)

Chicorée-Apfel-Salat

Zubereitung wie bei Rezept 23; die von Stiel und Blüte befreiten, gewaschenen und grob geraspelten Äpfel unter den Salat mischen.
Zugabe: Weizenkeime bzw. 1 bis 2 schnittfest gekochte und gehackte Eier untermischen.

25.

300 g Chicorée
150 g Pfirsichkompott oder anderes
     Kompott von hellen Früchten
Salattunke (Rezepte 5 bis 14,
außer 6, unter Verwendung von
Kompottsaft)

Chicorée-Pfirsich-Salat

Zubereitung wie Rezept 23; die Kompottpfirsiche gewürfelt unter den Salat mischen.
Zugabe: Weizenkeime bzw. 1 bis 2 schnittfest gekochte und gehackte Eier untermischen.

26.

300 g Chicorée
100 g Rapünzchen
Salattunke (Rezepte 5 bis 14,
außer 6)

Chicorée-Rapünzchen-Salat

Zubereitung wie Rezept 23; die verlesenen, gewaschenen und gut abgetropften Rapünzchen unter den Salat mischen. Die Salattunke evtl. mit einer frisch gekochten, fein zerdrückten Kartoffel binden.
Zugabe: Weizenkeime bzw. 1 bis 2 schnittfest gekochte und gehackte Eier untermischen.

27.

Chicorée-Rosenkohl-Salat

Rezeptur und Zubereitung wie Rezept 26, jedoch an Stelle von Rapünzchen fein geschnittenen Rosenkohl verwenden.
Zugabe: Weizenkeime bzw. 1 bis 2 schnittfest gekochte und gehackte Eier untermischen.

28.

300 g Chicorée
250 g Sellerie
Salattunke (Rezepte 5 bis 14,
außer 6)

Chicorée-Sellerie-Salat

Zubereitung wie Rezept 23; den geputzten und gewaschenen Sellerie, fein geraspelt und mit Salz, Zucker und Essig oder Zitronensaft mariniert, unter den Salat mischen.
Zugabe: Weizenkeime bzw. 1 bis 2 schnittfest gekochte und gehackte Eier untermischen.

29.

300 g Chicorée
200 g Tomaten
 20 g Zwiebeln
Salattunke (Rezepte 5 bis 14,
außer 6)

Chicorée-Tomaten-Salat

Zubereitung wie Rezept 23; die vom Stielansatz befreiten Tomaten, in Spalten zerschnitten, und sehr feine Zwiebelwürfel oder Schnittlauch unter den Salat mischen.
Zugabe: Weizenkeime bzw. 1 bis 2 schnittfest gekochte und gehackte Eier untermischen.

30.

300 g Chicorée
125 g Äpfel
 50 g Rapünzchen
Salattunke (Rezepte 5 bis 14,
außer 6)

Chicorée-Apfel-Rapünzchen-Salat

Zubereitung wie Rezept 23; die ausgeschnittenen Äpfel grob geraspelt und die gewaschenen und gut abgetropften Rapünzchen etwas zerpflückt unter den Salat mischen.
Zugabe: Weizenkeime bzw. 1 bis 2 schnittfest gekochte und gehackte Eier untermischen.

31.

250 g Chicorée
150 g Äpfel
150 g Sellerie
Salattunke (Rezepte 5 bis 14,
außer 6)

Chicorée-Apfel-Sellerie-Salat

Zubereitung wie Rezept 23; die ausgeschnittenen Äpfel grob geraspelt und den geputzten, fein geraspelten und marinierten Sellerie unter den Salat mischen.
Zugabe: Weizenkeime bzw. 1 bis 2 schnittfest gekochte und gehackte Eier untermischen.

32.

400 g Chicorée (etwa 5 Stauden)
150 g Sellerie
100 g Äpfel
Salattunke (Rezepte 5 bis 14,
außer 6)

Chicoréeschiffchen mit Sellerie-Apfel-Salat

Die geputzten und gewaschenen Chicoréestauden längs halbieren, das Innere etwas aushöhlen und die inneren Blätter quer in Streifen schneiden. Den geputzten und gewaschenen Sellerie fein raspeln, mit Salz, Zucker und Zitronensaft marinieren und die grob geraspelten Äpfel und die Chicoréestreifen zugeben. Die restlichen Zutaten der Salattunke miteinander verrühren, den Salat damit vermischen und in die vorbereiteten Chicoréeschiffchen füllen. Zugabe: gehackte Nüsse oder Weizenkeime zum Bestreuen.

33.

1 große Staude Chinakohl
Salattunke (Rezepte 5 bis 14,
außer 6 und 11)

Chinakohlsalat, naturell
(Bild 2)

Die Chinakohlstaude von evtl. beschädigten Außenblättern befreien, gut waschen, abtropfen lassen, quer in feine Streifen schneiden und mit der vorbereiteten Salattunke abschmecken.
Zugabe: 1 bis 2 schnittfest gekochte Eier hacken und untermischen.

34.

1 kl. Staude Chinakohl
200 g Äpfel
Salattunke (Rezepte 5 bis 14,
außer 6 und 11)

Chinakohl-Apfel-Salat

Zubereitung wie Rezept 33; die von Stiel und Blüte befreiten, gewaschenen und grob geraspelten Äpfel unter den Salat mischen.
Zugabe: Weizenkeime bzw. 1 bis 2 schnittfest gekochte und gehackte Eier.

35.

Chinakohl-Tomaten-Salat

Rezeptur und Zubereitung wie Rezept 34; jedoch an Stelle der Äpfel in Spalten geschnittene Tomaten verwenden.
Zugabe: Weizenkeime bzw. 1 bis 2 schnittfest gekochte und gehackte Eier.

36.

1 kl. Staude Chinakohl
150 g Orange (1 St.)
150 g Äpfel, 15 g Nußkerne
Salattunke (Rezepte 5 bis 14,
außer 6 und 11)

Chinakohlsalat, modern (Bild 2)

Zubereitung wie Rezept 33; die Äpfel in feine Scheiben geschnitten und die geschälte Orange gewürfelt unter den Salat mischen. Den Salat mit gehackten Nußkernen überstreuen.
Zugabe: Weizenkeime bzw. 1 bis 2 schnittfest gekochte und gehackte Eier.

37.

2 Stauden Endivie
Salattunke (Rezepte 5 bis 14,
außer 11)

Endiviensalat

Die gut gewaschenen Endivienstauden quer in etwa 2 cm breite Streifen schneiden und mit der vorbereiteten Salattunke abschmecken.
Zugabe: 1 bis 2 schnittfest gekochte und gehackte Eier.

38.

250 g Rapünzchen
Salattunke (Rezepte 5 bis 14,
außer 11)

Feldsalat

Die verlesenen, gewaschenen und gut abgetropften Rapünzchen mit der vorbereiteten Salattunke abschmecken. Bei Verwendung von Salattunke nach Rezept 5, 7 oder 9 zur Bindung eine frisch gekochte und zerdrückte Salzkartoffel verwenden.
Zugabe: fein gewürfelte Zwiebeln oder Schnittlauch.

39.

200 g Rapünzchen
150 g Äpfel
Salattunke (Rezepte 5 bis 14,
außer 6 und 11)

Feldsalat mit Apfel

Zubereitung wie Rezept 38; die grob geraspelten Äpfel unter den Salat mischen.
Zugabe: fein gewürfelte Zwiebeln oder Schnittlauch.

40.

150 g Rapünzchen
125 g Äpfel
150 g Orange
Salattunke (Rezepte 5 bis 14,
außer 6 und 11)

Feldsalat mit Apfel und Orange

Zubereitung wie Rezept 38; die grob geraspelten Äpfel und die gewürfelten Orangenscheiben unter den Salat mischen.
Zugabe: fein gewürfelter Schnittlauch.

41.

500 g Salatgurke
Salattunke (Rezepte 5 bis 14,
außer 6 und 11)

Gurkensalat

Die gewaschene und geschälte Salatgurke in Scheiben oder halbe Scheiben hobeln oder schneiden und mit der vorbereiteten Salattunke mit reichlich Dill, Boretsch und Schnittlauch abschmecken.

42.

400 g Salatgurke
200 g Äpfel
Salattunke (Rezepte 5 bis 14,
außer 6 und 11)

Gurken-Apfel-Salat

Zubereitung wie Rezept 41; die ausgeschnittenen Äpfel, grob geraspelt oder in Scheiben geschnitten, unter den Salat mischen.
Zugabe: geraspelte oder gehackte Nüsse oder Mandeln.

43.

400 g Salatgurke
150 g Gemüsepaprika
Salattunke (Rezepte 5 bis 14,
außer 6)

Gurken-Paprika-Salat

Zubereitung wie Rezept 41; die von Stiel und Kernen befreiten Gemüsepaprikas, in feine Streifen geschnitten, unter den Salat mischen.

Gurken-Tomaten-Salat

Siehe bei Tomaten-Gurken-Salat.

44.

250 g Salatgurke
150 g Tomaten
150 g Rettich
Salattunke (Rezepte 5 bis 14,
außer 6)

Gurken-Tomaten-Rettich-Salat

Zubereitung wie Rezept 41; die vom Stielansatz befreiten Tomaten in Scheiben oder Spalten schneiden und den geputzten Rettich raspeln. Den geraspelten Rettich vor der Zugabe mit etwas Salz vermischen und schwitzen lassen.
Zugabe: Weizenkeime.

45.

300 g Salatgurke
  2 Orangen oder Pfirsiche
100 g Tomaten
  $^1/_2$ Kopf Blattsalat
Salattunke (Rezepte 5 bis 13,
außer 6)

Gurkensalat, modern

Die gewaschene Salatgurke, ohne zu schälen, in halbe Scheiben schneiden, die vom Stiel befreiten Tomaten in Spalten teilen oder die Kerne ausdrücken und das Tomatenfleisch würfeln und die geschälten Orangen oder entsteinten Pfirsiche ebenfalls würfeln. Alles miteinander vermischen, mit der vorbereiteten Salattunke abschmecken und auf Kopfsalatblättern anrichten. An Stelle frischer Pfirsiche können auch Kompottpfirsiche verwendet werden.
Zugabe: gehackte Nußkerne oder Mandeln und Rosinen.

46.

250 g Salatgurke
150 g Delikateßgurke
150 g Tomaten
Salattunke (Rezepte 8 und 9
oder 12 bis 14)

Gurkensalat, spanische Art

Salatgurke und Delikateßgurke in gleich große Scheiben schneiden (evtl. halbiert oder geviertelt) und die vom Stielansatz befreiten und ausgedrückten Tomaten ebenso in Scheiben schneiden. Alles miteinander vermischen und mit Salattunke abschmecken.

47.

600 g Kohlrabi
Salattunke (Rezepte 5 bis 14,
außer 6 und 11)

Kohlrabisalat

Die geputzten Kohlrabi grob raspeln und mit der vorbereiteten Salattunke abschmecken.
Zugabe: 1 Eßl. fein gehackte Haferflocken oder Weizenkeime.

48.

400 g Kohlrabi
200 g Äpfel
Salattunke (Rezepte 5 bis 14,
außer 6 und 11)

Kohlrabi-Apfel-Salat

Zubereitung wie Rezept 47; die geputzten Äpfel grob geraspelt unter den Salat mischen.
Zugabe: 1 Eßl. gehackte Haferflocken oder Weizenkeime.

49.

600 g Kohlrabi
1 kl. Kopfsalat
Salattunke (Rezepte 5 bis 14,
außer 6 und 11)

Kohlrabi-Kopfsalat

Zubereitung wie Rezept 47; den gewaschenen und gut abgetropften Kopfsalat in feine Streifen schneiden und kurz vor dem Anrichten unter den Salat mischen.
Zugabe: 1 Eßl. gehackte Haferflocken oder Weizenkeime.

50.

500 g Kohlrabi
2 Bd. Radieschen
1 kl. Kopf Blattsalat
Salattunke (Rezepte 5 bis 14,
außer 6 und 11)

Kohlrabi-Radieschen-Kopfsalat

Zubereitung wie Rezept 47; die geputzten Radieschen in
Scheiben und den gut abgetropften Kopfsalat in Streifen
geschnitten unter den Salat mischen.
Zugabe: 1 Eßl. gehackte Haferflocken oder Weizenkeime.

51.

2 Köpfe Blattsalat
Salattunke (Rezepte 5 bis 14,
außer 11)

Kopfsalat

Die gewaschenen Salatköpfe gut abtropfen lassen, etwas
zerpflücken und mit der vorbereiteten Salattunke abschmecken.

52.

1 Kopf Blattsalat
200 g Salatgurke
Salattunke (Rezepte 5 bis 14,
außer 11)

Kopf- und Gurkensalat

Zubereitung wie Rezept 51; die gewaschene Gurke, möglichst ohne zu schälen, in feine Scheiben schneiden, würzen
und unter den marinierten Kopfsalat mischen.

53.

1 großer Kopf Blattsalat
2 bis 3 Bd. Radieschen
Salattunke (Rezepte 5 bis 14,
außer 11)

Kopfsalat mit Radieschen

Zubereitung wie Rezept 51; die geputzten und gewaschenen
Radieschen würzen und unter den marinierten Kopfsalat
mischen oder oben aufstreuen.

54.

1 großer Kopf Blattsalat
200 g junger Spinat
Salattunke (Rezepte 5 bis 14,
außer 11)

Kopfsalat mit Spinat

Zubereitung wie Rezept 51; den jungen Spinat verlesen,
waschen, gut abtropfen lassen und vor dem Marinieren
unter den Kopfsalat mischen.

55.

1 großer Kopf Blattsalat
200 g Pfirsiche oder Orangen
Salattunke (Rezept 7 mit Gewürzpaprika)

Kopfsalat mit Pfirsich oder Orange
(Bild 3)

Zubereitung wie Rezept 51; die entsteinten Pfirsiche oder
die geschälten Orangen in Spalten oder Würfel schneiden
und unter den marinierten Kopfsalat mischen.
Zugabe: gehackte Nußkerne oder Mandeln oder Kokosraspel.

56.

1 großer Kopf Blattsalat
300 g Tomaten
Salattunke (Rezepte 5 bis 14)

Kopfsalat mit Tomaten

Zubereitung wie Rezept 51; die vom Stielansatz befreiten
Tomaten in Scheiben oder Spalten schneiden, würzen und
unter den marinierten Kopfsalat mischen.

57.

1 Kopf Blattsalat
200 g Salatgurke
1 bis 2 Bd. Radieschen
Salattunke (Rezepte 5 bis 14,
außer 11)

Kopfsalat mit Gurke und Radieschen

Zubereitung wie Rezept 51; die gewaschene Gurke und die geputzten Radieschen, in Scheiben geschnitten und gewürzt, unter den marinierten Kopfsalat mischen.

58.

1 Kopf Blattsalat
150 g Salatgurke
150 g Tomaten
Salattunke (Rezepte 5 bis 14)

Kopfsalat mit Gurken und Tomaten

Zubereitung wie Rezept 51; die gewaschene Gurke in Scheiben und die vom Stielansatz befreiten Tomaten in Spalten geschnitten und gewürzt unter den marinierten Kopfsalat mischen.

59.

1 Kopf Blattsalat
150 g junger Spinat
1 bis 2 Bd. Radieschen
Salattunke (Rezepte 5 bis 14,
außer 11)

Kopfsalat mit Spinat und Radieschen

Zubereitung wie Rezept 51; den gut abgetropften Spinat vor dem Marinieren unter den Kopfsalat mischen und die geputzten Radieschen in Scheiben geschnitten zugeben.

60.

1000 g Kürbis
Salattunke (Rezepte 5 bis 14,
außer 6, jeweils mit etwas Zimt
und gemahlener Nelke)

Kürbissalat

Den geschälten und ausgeschnittenen Kürbis grob raspeln und mit der vorbereiteten Salattunke abschmecken.
Zugabe: reichlich Schnittlauch, Dill oder Petersilie.

61.

750 g Kürbis
200 g Äpfel
Salattunke (Rezepte 5 bis 14,
außer 6, jeweils mit etwas Zimt
und gemahlener Nelke)

Kürbis-Apfel-Salat

Zubereitung wie Rezept 60; die Äpfel grob geraspelt unter den Salat mischen.
Zugabe: reichlich Schnittlauch, Dill oder Petersilie.

62.

750 g Kürbis
250 g Birnen
Salattunke (Rezepte 5 bis 14,
außer 6, jeweils mit etwas Zimt
und gemahlener Nelke)

Kürbissalat mit Birnen

Zubereitung wie Rezept 60; die Birnen schälen, ausschneiden und grob geraspelt oder gewürfelt unter den Salat mischen.
Zugabe: reichlich Schnittlauch, Dill oder Petersilie.

63.

750 g Kürbis
250 g Delikateß- oder saure Gurke
50 g Zwiebeln
Salattunke (Rezepte 5 bis 14,
außer 11, jeweils mit etwas Zimt
und gemahlener Nelke)

Kürbis-Gurken-Salat 1

Zubereitung wie Rezept 60; die Gurken in feine Scheiben geschnitten und die gepellten Zwiebeln gerieben unter den Salat mischen.
Zugabe: reichlich Schnittlauch, Dill oder Petersilie.

64.

Kürbis-Gurken-Salat 2

Rezeptur und Zubereitung wie Rezept 63; an Stelle der Delikateßgurke grob geraspelte Salatgurke und reichlich Dill oder Schnittlauch verwenden.

65.

900 g Kürbis
150 g Sellerie
Salattunke (Rezepte 5 bis 14,
außer 11, jeweils mit etwas Zimt
und gemahlener Nelke)

Kürbis-Sellerie-Salat

Zubereitung wie Rezept 60; den geputzten Sellerie fein raspeln, würzen und unter den abgeschmeckten Kürbis mischen.
Zugabe: reichlich Schnittlauch, Dill oder Petersilie und evtl. etwas geriebene Zwiebel.

66.

600 g Kürbis
200 g Äpfel
150 g Salat- oder Delikateßgurke
Salattunke (Rezepte 5 bis 14,
außer 11, jeweils mit etwas Zimt
und gemahlener Nelke)

Kürbis-Apfel-Gurken-Salat

Zubereitung wie Rezept 60; die ausgeschnittenen Äpfel und die Gurke, grob geraspelt oder in feine Scheiben geschnitten, unter den Salat mischen.
Zugabe: reichlich Schnittlauch, Dill oder Petersilie.

67.

100 g Meerrettich
        Salz, Zucker, Essig
40 ml Kaffeesahne

Meerrettichkrem 1

Den geriebenen Meerrettich mit Salz, Zucker und Essig marinieren und mit der Kaffeesahne verrühren.

68.

Meerrettichkrem 2

Rezeptur und Zubereitung wie Rezept 67; jedoch an Stelle von Kaffeesahne 25 g Mayonnaise verwenden.

69.

70 g Meerrettich
50 g Apfel
      Salz, Zucker, Essig
30 ml Kaffeesahne oder
20 g Mayonnaise

Meerrettichkrem mit Apfel

Zubereitung wie Rezept 67 oder 68; den geschälten Apfel reiben und unter den Meerrettich mischen, marinieren und fertigstellen.
Abwandlung: an Stelle des Apfels pürierten Pfirsich verwenden.

70.

70 g Meerrettich
60 g Sellerie
      Salz, Zucker, Essig
40 ml Kaffeesahne oder
30 g Mayonnaise

Meerrettichkrem mit Sellerie

Zubereitung wie Rezept 67 oder 68; den geputzten Sellerie fein reiben und mit dem Meerrettich vermischt marinieren oder fertigstellen.

71.

60 g Meerrettich
50 g Sellerie
50 g Apfel
      Salz, Zucker, Essig
30 ml Kaffeesahne oder
25 g Mayonnaise

72.

60 g Meerrettich
40 g Apfel
20 ml Orangensaft
      (von 50 g Orange)
      Salz, Zucker
15 ml Zitronensaft
      (von 60 g Zitrone)
30 ml Schlagsahne

73.

100 g Meerrettich
       Salz, Zucker, Essig
 50 ml Schlagsahne

74.

700 g Möhren
Salattunke (Rezepte 5 bis 13,
außer 6 und 11;
als Säure Zitronensaft
und an Stelle von Zucker
die doppelte Menge
Fruchtsirup verwenden)

75.

500 g Möhren
250 g Äpfel
Salattunke (Rezepte 5 bis 13,
außer 6 und 11;
als Säure Zitronensaft
und an Stelle von Zucker
die doppelte Menge
Fruchtsirup verwenden)

76.

Meerrettichkrem mit Apfel und Sellerie

Zubereitung wie Rezept 64 oder 65; den geschälten Apfel und den geputzten Sellerie fein gerieben mit dem Meerrettich vermischen, marinieren und fertigstellen.

Meerrettichkrem, Feinschmeckerart

Den geriebenen Meerrettich mit Salz, Zucker und Zitronensaft marinieren, den geriebenen Apfel und den Orangensaft zugeben und die zu festem Schnee geschlagene Sahne unterheben.
Diese Meerrettichkrem evtl. in Formen füllen und gefrieren.

Meerrettichkrem, gefroren

Den geriebenen Meerrettich mit Salz, Zucker und wenig Essig marinieren, die zu festem Schnee geschlagene Sahne unterheben, alles in eine Form füllen und gefrieren.

Möhrensalat

Die geputzten Möhren grob oder fein raspeln, mit dem Zitronensaft vermischen und mit der Salattunke aus den übrigen Zutaten abschmecken.
Zugabe: Weizenkeime, geraspelte Nußkerne oder Mandeln, Rosinen und gehackte Petersilie; evtl. 2 Eßl. fest geschlagene Sahne unterheben.

Möhren-Apfel-Salat

Zubereitung wie Rezept 74; die vom Kernhaus befreiten Äpfel grob geraspelt unter den Salat mischen.
Zugabe: Weizenkeime, geraspelte Nußkerne oder Mandeln, Rosinen und gehackte Petersilie, evtl. 2 Eßl. fest geschlagene Sahne unterheben.

Möhren-Birnen-Salat

Rezeptur und Zubereitung wie Rezept 75; jedoch an Stelle der Äpfel ausgeschnittene Birnen grob geraspelt unter den Salat mischen.
Zugabe: Weizenkeime, geraspelte Nußkerne oder Mandeln, Rosinen und gehackte Petersilie; evtl. 2 Eßl. fest geschlagene Sahne unterheben.

77.

500 g Möhren
200 g Salatgurke
Salattunke (Rezepte 5 bis 14,
außer 6 und 11,
reichlich Dill und Schnittlauch
verwenden)

Möhren-Gurken-Salat

Die geputzten Möhren und die Salatgurke grob raspeln
und mit der vorbereiteten Salattunke und reichlich Kräutern
abschmecken.
Zugabe: Kokosraspeln.

78.

400 g Möhren
300 g Kohlrabi
Salattunke (Rezepte 5 bis 14,
außer 6 und 11)

Möhren-Kohlrabi-Salat

Die geputzten Möhren und Kohlrabi grob raspeln und mit
der vorbereiteten Salattunke abschmecken.
Zugabe: Weizenkeime und Kokosraspeln.

79.

Möhren-Rettich-Salat

Rezeptur und Zubereitung wie Rezept 78; jedoch an Stelle
von Kohlrabi geraspelten Rettich verwenden und diesen
vor der Zugabe zu den geraspelten Möhren mit wenig Salz
vermischt etwas schwitzen lassen.
Zugabe: Weizenkeime und Schnittlauch.

80.

Möhren-Pfirsich-Salat

Rezeptur und Zubereitung wie Rezept 75; jedoch an Stelle
der geraspelten Äpfel entsteinte und gewürfelte Pfirsiche
verwenden. In gleicher Weise können auch Ananaswürfel
verwendet werden.
Zugabe: Weizenkeime, geraspelte Nußkerne oder Mandeln,
Rosinen und gehackte Petersilie; evtl. 2 Eßl. fest geschlagene
Sahne unterheben.

81.

700 g Möhren
 50 g Rosinen
Salattunke (Rezepte 5 bis 13,
außer 6 und 11;
als Säure Zitronensaft
und an Stelle von Zucker
die doppelte Menge
Fruchtsirup verwenden)

Möhren-Rosinen-Salat

Zubereitung wie Rezept 74; den Salat mit den gewaschenen,
mit etwas Rum marinierten Rosinen überstreuen.
Zugabe: Weizenkeime und Kokosraspeln.

82.

Möhren-Sellerie-Salat

Rezeptur und Zubereitung wie Rezept 78; jedoch an Stelle
von Kohlrabi fein geraspelten Sellerie verwenden und diesen
vor dem Mischen mit den geraspelten Möhren mit Essig
oder Zitrone, wenig Salz und Zucker marinieren.
Zugabe: gehackte Kräuter und Weizenkeime.

83.

400 g Möhren
200 g Äpfel
200 g Salatgurke
Salattunke (Rezepte 5 bis 14,
außer 6 und 11)

Möhren-Apfel-Gurken-Salat

Zubereitung wie Rezept 74; die ausgeschnittenen Äpfel und die geputzte Salatgurke grob geraspelt unter den Salat mischen.
Zugabe: wie Rezept 74.

84.

400 g Möhren
200 g Äpfel
150 g Rettich
Salattunke (Rezepte 5 bis 14,
außer 6 und 11)

Möhren-Apfel-Rettich-Salat

Zubereitung wie Rezept 74; die ausgeschnittenen Äpfel grob geraspelt und den geputzten Rettich fein geraspelt und mit Salz geschwitzt unter den Salat mischen.
Zugabe: Weizenkeime und Schnittlauch.

85.

400 g Möhren
200 g Äpfel
150 g Sellerie
Salattunke (wie Rezept 74)

Möhren-Apfel-Sellerie-Salat

Zubereitung wie Rezept 74; die ausgeschnittenen Äpfel grob geraspelt und den geputzten Sellerie fein geraspelt unter den Salat mischen.
Zugabe: wie Rezept 74.

86.

500 g Möhren
250 g Kohlrabi
 50 g Kopfsalat
Salattunke (Rezepte 5 bis 14,
außer 6 und 11)

Möhren-Kohlrabi-Kopfsalat

Zubereitung wie Rezept 74; die geschälten Kohlrabi grob geraspelt unter die Möhren mischen und den gewaschenen, gut abgetropften und in Streifen geschnittenen oder fein zerpflückten Kopfsalat kurz vor dem Anrichten unter den Salat mischen.
Zugabe: gehackte Kräuter und Weizenkeime.

87.

400 g Möhren
200 g Äpfel
150 g Sellerie
100 g Porree
Salattunke (wie Rezept 74)

Möhren-Apfel-Sellerie-Porree-Salat

Die geputzten Möhren und Äpfel grob raspeln und mit Essig oder Zitronensaft vermischen. Den geputzten Sellerie fein raspeln, mit Salz, Zucker und Essig marinieren und den in feine Streifen geschnittenen Porree untermischen. Alles miteinander vermischen und mit der aus den übrigen Zutaten vorbereiteten Salattunke abschmecken.
Zugabe: gehackte Kräuter und Weizenkeime.

88.

500 g Möhren
125 g Zitrone (1 St.)
 50 g Fruchtsirup oder Bienen-
      honig
      wenig Salz
 50 ml Apfelsaft
  5 g Gelatine
 50 ml Schlagsahne
 30 g Eiklar (1 St.)

Möhrenkrem

Die Gelatine im Apfelsaft einquellen und durch leichtes Erwärmen auflösen. Die geputzten Möhren fein reiben, mit Zitronensaft, Fruchtsirup und wenig Salz würzen, die Gelatinelösung zugeben, die fest geschlagene Sahne bzw. den festen Eischnee[1] unterheben und gelieren lassen.
Zugabe: Weizenkeime, gehackte Nußkerne oder Mandeln oder Kokosflocken.

[1] Beachte Anmerkung S. 17

89.

500 g Möhren
125 g Zitrone (1 St.)
60 g Fruchtsirup oder Honig
wenig Salz
125 g Quark
100 ml Kaffeesahne
5 g Gelatine

Möhren-Quark-Krem

Die Gelatine in der Kaffeesahne einquellen und durch leichtes Erwärmen auflösen. Die geputzten Möhren fein reiben, mit Zitronensaft, Fruchtsirup und wenig Salz würzen, die Gelatinelösung und den passierten Quark kräftig unterschlagen.
Zugabe: Weizenkeime, fest geschlagene Sahne oder Eischnee und gehackte Nußkerne oder Mandeln.

90.

300 g Gemüsepaprika
Salattunke (Rezepte 5 und 11, mit Gewürzpaprika gewürzt)

Paprikasalat

Die gewaschenen Gemüsepaprikas längs halbieren, Stiel und Kerne entfernen, quer in feine Streifen schneiden und mit der vorbereiteten Salattunke abschmecken.
Zugabe: reichlich Dill und Schnittlauch.

91.

200 g Gemüsepaprika
150 g Äpfel
Salattunke (Rezepte 5 und 11, mit Gewürzpaprika gewürzt)

Paprika-Apfel-Salat

Zubereitung wie Rezept 90; die Äpfel ausschneiden, grob raspeln oder in Scheiben schneiden und unter den Salat mischen.

92.

200 g Gemüsepaprika
200 g Salatgurke
Salattunke (Rezepte 5 und 11, mit Gewürzpaprika gewürzt)

Paprika-Gurken-Salat

Zubereitung wie Rezept 90; die gewaschene Salatgurke grob raspeln oder in halbe oder geviertelte Scheiben schneiden, würzen und unter den Salat mischen.

93.

500 g Porree
Salattunke (Rezepte 5 bis 14, außer 6, mit etwas Senf abschmecken)

Porreesalat

Den geputzten, gewaschenen und gut abgetropften Porree (nur die zarten Teile verwenden) quer in feine Streifen schneiden und mit der vorbereiteten Salattunke abschmecken.

94.

400 g Porree
200 g Delikateßgurke
Salattunke (Rezepte 5 bis 14, außer 6, mit etwas Senf abschmecken)

Porree-Gurken-Salat

Zubereitung wie Rezept 93; die Delikateßgurke in feine halbe Scheiben schneiden und unter den Salat mischen.

95.

6 Bd. Radieschen
Salattunke (Rezepte 5 bis 14, außer 6)

Radieschensalat

Die geputzten Radieschen waschen, in Scheiben schneiden, mit wenig Salz etwas schwitzen lassen und mit der vorbereiteten Salattunke abschmecken.
Zugabe: Schnittlauch.

96.

500 g Rettiche
Salattunke (Rezepte 5 bis 14,
außer 6 und 11)

Rettichsalat

Die geputzten Rettiche grob raspeln, mit wenig Salz und
Essig vermischt etwas schwitzen lassen und mit der vorbe-
reiteten Salattunke abschmecken.
Zugabe: Schnittlauch oder Petersilie und Weizenkeime.

97.

400 g Rettiche
250 g Äpfel
Salattunke (Rezepte 5 bis 14,
außer 6 und 11)

Rettich-Apfel-Salat

Zubereitung wie Rezept 96; die ausgeschnittenen Äpfel grob
geraspelt unter den Salat mischen.
Zugabe: Schnittlauch und Weizenkeime.

98.

500 g Rettiche
2 Bd. Radieschen
Salattunke (Rezepte 5 bis 14,
außer 6 und 11)

Rettich-Radieschen-Salat

Zubereitung wie Rezept 96; die geputzten Radieschen in
Scheiben schneiden und mit den geraspelten Rettichen
schwitzen lassen.
Zugabe: Schnittlauch und Weizenkeime.

99.

500 g Rettiche
100 g Rapünzchen
Salattunke (Rezepte 5 bis 14,
außer 6 und 11)

Rettich-Rapünzchen-Salat

Zubereitung wie Rezept 96; die Rapünzchen waschen, gut
abtropfen lassen und kurz vor dem Anrichten unter den
abgeschmeckten Salat mischen.
Zugabe: Schnittlauch und Weizenkeime.

100.

400 g Rettiche
250 g Sellerie
Salattunke (Rezepte 5 bis 14,
außer 6 und 11)

Rettich-Sellerie-Salat

Zubereitung wie Rezept 96; den geputzten und ebenfalls
grob geraspelten Sellerie mit dem Rettich unter Zugabe
von etwas Essig schwitzen lassen.
Zugabe: Schnittlauch und Weizenkeime.

101.

350 g Rettiche
150 g Äpfel
150 g Sellerie
Salattunke (Rezepte 5 bis 14,
außer 6 und 11)

Rettich-Apfel-Sellerie-Salat

Zubereitung wie Rezept 96; den geputzten und ebenfalls
grob geraspelten Sellerie mit dem Rettich schwitzen lassen
und die ausgeschnittenen Äpfel grob geraspelt unter den
abgeschmeckten Salat mischen.
Zugabe: Schnittlauch und Weizenkeime.

102.

500 g rote Bete
Salattunke (Rezepte 5 bis 14,
außer 6 und 11,
mit reichlich feinen Zwiebelwürfeln
und mit Meerrettich abgeschmeckt)

Rote-Bete-Salat

Junge, zarte rote Bete, fein raspeln oder reiben und mit der
vorbereiteten Salattunke abschmecken.
Zugabe: Weizenkeime und Rosinen.

103.

400 g rote Bete
250 g Äpfel
Salattunke (Rezepte 5 bis 14,
außer 6 und 11,
mit Meerrettich abgeschmeckt)

Rote-Bete-Apfel-Salat

Zubereitung wie Rezept 102; die ausgeschnittenen Äpfel grob geraspelt unter den Salat mischen.
Zugabe: Weizenkeime und Rosinen.

104.

400 g rote Bete
150 g Chicorée
Salattunke (Rezepte 5 bis 14,
außer 6 und 11)

Rote-Bete-Chicorée-Salat

Zubereitung wie Rezept 102; den geputzten und gewaschenen Chicorée, quer in Streifen geschnitten, unter den Salat mischen.
Zugabe: Weizenkeime und Rosinen.

105.

500 g rote Bete
100 g Rapünzchen
Salattunke (Rezepte 5 bis 14,
außer 6 und 11)

Rote-Bete-Rapünzchen-Salat

Zubereitung wie Rezept 102; die verlesenen und gewaschenen Rapünzchen gut abtropfen lassen und unter den Salat mischen.
Zugabe: Weizenkeime.

106.

400 g rote Bete
200 g Rettiche
Salattunke (Rezepte 5 bis 14,
außer 6 und 11,
mit feinen Zwiebelwürfeln und
Meerrettich abgeschmeckt)

Rote-Bete-Rettich-Salat

Zubereitung wie Rezept 102; die geputzten Rettiche fein raspeln, mit etwas Salz vermischt schwitzen lassen und unter den Salat mischen.
Zugabe: Schnittlauch und Weizenkeime.

107.

400 g rote Bete
150 g Äpfel
100 g Chicorée
Salattunke (Rezepte 5 bis 14,
außer 6 und 11)

Rote-Bete-Apfel-Chicorée-Salat

Zubereitung wie Rezept 102; die ausgeschnittenen Äpfel grob geraspelt und den geputzten Chicorée, quer in feine Streifen geschnitten, unter den Salat mischen.
Zugabe: Weizenkeime und Rosinen.

108.

400 g rote Bete
200 g Äpfel
50 g geriebener Meerrettich
Salattunke (Rezepte 5 bis 14,
außer 6 und 11)

Rote-Bete-Apfel-Meerrettich-Salat

Zubereitung wie Rezept 102; die ausgeschnittenen Äpfel grob geraspelt und den geriebenen Meerrettich, mit Salz, Zucker und Essig mariniert, unter den Salat mischen.
Zugabe: Weizenkeime und Rosinen.

109.

300 g rote Bete
200 g Äpfel
150 g Rettiche
Salattunke (Rezepte 5 bis 14,
außer 6 und 11)

Rote-Bete-Apfel-Rettich-Salat

Zubereitung wie Rezept 102; die ausgeschnittenen Äpfel grob geraspelt und die geputzten Rettiche, ebenfalls grob geraspelt und mit wenig Salz geschwitzt, unter den Salat mischen.
Zugabe: Weizenkeime und Schnittlauch.

110.

600 g Rotkohl
Salattunke (Rezepte 5 bis 14,
außer 6 und 11,
mit je 30 g geriebener Zwiebel)

Rotkohlsalat

Den geputzten Rotkohl in feine Streifen schneiden, mit Salz, Zucker und Essig kräftig kneten, schwitzen lassen und mit den übrigen Zutaten der Salattunke fertigstellen.
Zugabe: Schnittlauch, Weizenkeime und Rosinen.

111.

500 g Rotkohl
200 g Äpfel
Salattunke (Rezepte 5 bis 14,
außer 6 und 11,
mit je 30 g geriebener Zwiebel)

Rotkohl-Apfel-Salat

Zubereitung wie Rezept 110; die ausgeschnittenen Äpfel grob geraspelt unter den Salat mischen.
Zugabe: Schnittlauch, Weizenkeime und Rosinen.

112.

500 g Rotkohl
100 g Apfelmus oder
150 g Apfelkompott
Salattunke (Rezept 5)

Rotkohlsalat mit Apfelmus oder Apfelkompott

Zubereitung wie Rezept 110; das Apfelmus oder die etwas zerteilten Apfelstücke (ohne den Kompottsaft) unter den Salat mischen.
Zugabe: Schnittlauch, Weizenkeime und Rosinen.

113.

500 g Rotkohl
200 g Birnen
Salattunke (Rezepte 5 bis 14,
außer 6 und 11,
mit je 30 g geriebener Zwiebel
und etwas Zimt)

Rotkohlsalat mit Birnen (Bild 4)

Zubereitung wie Rezept 110; die ausgeschnittenen Birnen gewürfelt unter den Salat mischen.
Zugabe: Schnittlauch, Weizenkeime und Rosinen.

114.

500 g Rotkohl
150 g Äpfel
 30 g geriebener Meerrettich
Salattunke (Rezepte 5 bis 14,
außer 6 und 11,
mit je 30 g geriebener Zwiebel)

Rotkohl-Apfel-Meerrettich-Salat

Zubereitung wie Rezept 110; die ausgeschnittenen Äpfel grob geraspelt und den geriebenen Meerrettich, mit Salz, Zucker und Essig mariniert, unter den Salat mischen.
Zugabe: Schnittlauch und Weizenkeime.

115.

500 g Rotkohl
200 g Sellerie
Salattunke (Rezepte 5 bis 14,
außer 6 und 11,
mit je 30 g geriebener Zwiebel)

Rotkohl-Sellerie-Salat

Zubereitung wie Rezept 110; den geputzten Sellerie, fein geraspelt und mit Salz, Zucker und Essig mariniert, unter den Salat mischen.
Zugabe: Schnittlauch und Weizenkeime.

116.

400 g Rotkohl
150 g Äpfel
150 g Sellerie
Salattunke (Rezepte 5 bis 14,
außer 6 und 11,
mit je 30 g geriebener Zwiebel)

Rotkohl-Apfel-Sellerie-Salat

Zubereitung wie Rezept 110; die ausgeschnittenen Äpfel grob geraspelt und den geputzten Sellerie, fein geraspelt und mit Salz, Zucker und Essig mariniert, unter den Salat mischen.
Zugabe: Schnittlauch, Weizenkeime und Rosinen.

117.

500 g Sauerkraut
Salattunke (Rezepte 5 bis 14,
außer 6 und 11,
mit je 50 g feinen Zwiebelwürfeln)

Sauerkrautsalat

Das Sauerkraut etwas über Kreuz schneiden, damit es nicht mehr filzt, und mit der vorbereiteten Salattunke abschmekken. Sofern das Sauerkraut sehr sauer ist, wäscht man die Hälfte und verwendet die andere Hälfte, ohne sie zu waschen, oder es werden 150 g Sauerkraut durch 200 g in feine Streifen geschnittenen Weißkohl ausgetauscht.
Zugabe: Rosinen, gehackte Kräuter, Nußkerne oder Mandeln und Weizenkeime.

118.

400 g Sauerkraut
150 g Äpfel
Salattunke (Rezepte 5 bis 14,
außer 6 und 11,
mit je 30 g feinen Zwiebelwürfeln)

Sauerkraut-Apfel-Salat

Zubereitung wie Rezept 117; die ausgeschnittenen Äpfel grob geraspelt unter den Salat mischen.
Zugabe: Rosinen, gehackte Kräuter, Nußkerne oder Mandeln und Weizenkeime.

119.

400 g Sauerkraut
150 g Salatgurke
Salattunke (Rezepte 5 bis 14,
außer 6 und 11,
mit je 30 g feinen Zwiebelwürfeln)

Sauerkraut-Gurken-Salat 1 (Bild 7)

Zubereitung wie Rezept 117; die Gurke, möglichst ohne zu schälen, grob raspeln oder in dünne Scheiben schneiden und mit gehackten Kräutern unter den Salat mischen.
Zugabe: Rosinen, gehackte Kräuter, Nußkerne oder Mandeln, Weizenkeime und gewürfelte Pfirsiche oder Birnen.

120.

Sauerkraut-Gurken-Salat 2 (Bild 7)

Rezeptur, Zubereitung und Zugabe wie Rezept 119; an Stelle von Salatgurke in Scheiben geschnittene Delikateß- oder saure Gurke verwenden.

121.

400 g Sauerkraut
250 g Kürbis
Salattunke (Rezepte 5 bis 14,
außer 6 und 11,
mit je 30 g feinen Zwiebelwürfeln)

Sauerkraut-Kürbis-Salat

Zubereitung wie Rezept 117; den geschälten und ausgeschnittenen Kürbis grob geraspelt und gewürzt unter den Salat mischen. Zum Würzen des Kürbisses evtl. etwas Zimt und an Stelle von Zucker Johannisbeersirup verwenden.
Zugabe: Rosinen, gehackte Kräuter, Nußkerne oder Mandeln und Weizenkeime.

122.

400 g Sauerkraut
200 g Möhren
Salattunke (Rezepte 5 bis 14,
außer 6 und 11,
mit je 30 g feinen Zwiebelwürfeln)

Sauerkraut-Möhren-Salat

Zubereitung wie Rezept 117; die geputzten Möhren fein raspeln und mit Johannisbeersirup gewürzt unter den Salat mischen.
Zugabe: Rosinen, gehackte Kräuter, Nußkerne oder Mandeln und Weizenkeime.

123.

400 g Sauerkraut
125 g Gemüsepaprika
Salattunke (Rezepte 5 bis 14,
außer 6 und 11,
mit je 30 g feinen Zwiebelwürfeln)

Sauerkraut-Paprika-Salat

Zubereitung wie Rezept 117; die von Stiel und Kernen befreiten Gemüsepaprikas in feine Streifen schneiden und mit gehackten Kräutern unter den Salat mischen.
Zugabe: Schnittlauch, Dill und Weizenkeime.

124.

500 g Sauerkraut
100 g Rapünzchen
Salattunke (Rezepte 5 bis 14,
außer 6 und 11,
mit je 30 g feinen Zwiebelwürfeln)

Sauerkraut-Rapünzchen-Salat

Zubereitung wie Rezept 117; die verlesenen und gewaschenen Rapünzchen gut abgetropft kurz vor dem Anrichten unter den Salat mischen.
Zugabe: Weizenkeime.

125.

500 g Sauerkraut
50 g Rosinen
Salattunke (Rezepte 5 bis 14,
außer 6 und 11,
mit je 30 g feinen Zwiebelwürfeln)

Sauerkrautsalat mit Rosinen

Zubereitung wie Rezept 117; die verlesenen und gewaschenen Rosinen evtl. hacken und unter den Salat mischen.
Zugabe: Weizenkeime.

126.

400 g Sauerkraut
150 g Sellerie
Salattunke (Rezepte 5 bis 14,
außer 6 und 11,
mit je 30 g feinen Zwiebelwürfeln)

Sauerkraut-Sellerie-Salat

Zubereitung wie Rezept 117; den geputzten Sellerie fein raspeln und mit Salz, Zucker und Essig mariniert unter den Salat mischen.
Zugabe: Rosinen, gehackte Kräuter, Nußkerne oder Mandeln und Weizenkeime.

127.

400 g Sauerkraut
150 g Tomaten
Salattunke (Rezepte 5 bis 14,
außer 6,
mit je 30 g feinen Zwiebelwürfeln)

Sauerkraut-Tomaten-Salat

Zubereitung wie Rezept 117; die vom Stielansatz befreiten
Tomaten in Spalten geschnitten unter den Salat mischen.
Zugabe: gehackte Kräuter.

128.

400 g Sauerkraut
150 g Weinbeeren (evtl. Kompott
          mit 40 % Saft)
Salattunke (Rezepte 5 bis 14,
außer 6 und 11)

Sauerkrautsalat mit Weinbeeren (Bild 8)

Zubereitung wie Rezept 117; die Weinbeeren quer halbieren
und möglichst entkernt unter den Salat mischen.
Zugabe: Kokosraspeln und Weizenkeime.

129.

400 g Sauerkraut
100 g Zwiebeln
Salattunke (Rezepte 5 bis 14,
außer 6 und 11)

Sauerkraut-Zwiebel-Salat

Zubereitung wie Rezept 117; die gepellten Zwiebeln in
kurze, feine Streifen schneiden und mit Salz und wenig Essig
gewürzt unter den Salat mischen.
Zugabe: Schnittlauch, gehackte Petersilie und Weizenkeime.

130.

300 g Sauerkraut
150 g Äpfel
150 g Möhren
Salattunke (Rezepte 5 bis 14,
außer 6 und 11,
mit je 30 g feinen Zwiebelwürfeln)

Sauerkraut-Apfel-Möhren-Salat

Zubereitung wie Rezept 117; die ausgeschnittenen Äpfel
grob geraspelt und die geputzten Möhren fein geraspelt unter
den Salat mischen.
Zugabe: Rosinen, gehackte Kräuter, Nußkerne oder Mandeln und Weizenkeime.

131.

300 g Sauerkraut
125 g Äpfel
150 g Sellerie
Salattunke (Rezepte 5 bis 14,
außer 6 und 11,
mit je 30 g feinen Zwiebelwürfeln)

Sauerkraut-Apfel-Sellerie-Salat

Zubereitung wie Rezept 117; die ausgeschnittenen Äpfel
grob geraspelt und den geputzten Sellerie, fein geraspelt
und mit Salz, Zucker und Essig mariniert, unter den Salat
mischen.
Zugabe: Rosinen, gehackte Kräuter, Nußkerne oder Mandeln und Weizenkeime.

132.

300 g Sauerkraut
125 g Äpfel
100 g Möhren
100 g Sellerie
Salattunke (Rezepte 5 bis 14,
außer 6 und 11,
mit je 30 g feinen Zwiebelwürfeln)

Sauerkraut-Apfel-Möhren-Sellerie-Salat

Zubereitung wie Rezept 117; die ausgeschnittenen Äpfel
grob geraspelt, die geputzten Möhren und Sellerie, fein
geraspelt und kurz mariniert, unter den Salat mischen.
Zugabe: Rosinen, gehackte Kräuter, Nußkerne oder Mandeln und Weizenkeime.

133.

2 500 g Weißkohl
   40 g Traubenzucker
   10 ml Zitronensaft
1 000 ml abgekochtes Wasser
Wacholderbeeren, Kümmel,
Thymian, Weinlaub, Dillsaat
(etwa 10 Personen)

Sauerkraut ohne Kochsalz

Den geputzten Weißkohl in feine Streifen schneiden oder
hobeln. Sofort danach Traubenzucker, Zitronensaft und
Gewürze unter den Weißkohl kneten, alles in ein Glas- oder
Steingutgefäß einstampfen, das abgekochte und abgekühlte
Wasser zugießen und wie üblich mit Teller, ausgekochtem
Tuch und gescheuertem Stein belasten und 3 Wochen bei
Zimmertemperatur stehenlassen.
Dieses Sauerkraut muß bald verbraucht oder kühl gelagert
oder in Gläsern pasteurisiert werden, da es schneller ver-
dirbt als beim Zusatz von Kochsalz. Die Verwendung zu den
verschiedenen Salaten erfolgt wie bei Sauerkraut mit Koch-
salz. Bei Verwendung von Rübenzucker an Stelle von
Traubenzucker wird das Sauerkraut im Geschmack saurer.
Das Kraut ist dann besser zum Kochen geeignet.

134.

600 g Schwarzwurzeln
Salattunke (Rezepte 5 bis 14,
außer 6 und 11,
mit je etwas Senf abschmecken)

Schwarzwurzelsalat

Die geputzten Schwarzwurzeln grob oder fein raspeln, sofort
mit etwas Essig oder Zitronensaft vermischen, damit sie
sich nicht verfärben, und mit der vorbereiteten Salattunke
abschmecken.
Zugabe: frisch gehackte Kräuter.

135.

400 g Schwarzwurzeln
200 g Tomaten
Salattunke (Rezepte 5 und 11)

Schwarzwurzel-Tomaten-Salat

Zubereitung wie Rezept 134; die vom Stiel befreiten Tomaten in Spalten schneiden, würzen und unter den Salat
mischen.
Zugabe: Dill und Schnittlauch.

136.

300 g Schwarzwurzeln
250 g Sellerie
200 g Delikateßgurke
Salattunke (Rezepte 7 bis 14,
außer 11)

Schwarzwurzelsalat, italienisch

Die Salattunke zubereiten und nacheinander die grob geraspelte Delikateßgurke, die geputzten und ebenfalls grob geraspelten Schwarzwurzeln sowie den geputzten und fein
geraspelten Sellerie mit der Salattunke vermischen, damit
keine Verfärbung auftritt. Den Salat mit Boretsch abschmekken und auf Kopfsalatblättern anrichten.

137.

500 g Sellerie
Salattunke (Rezepte 7 bis 14,
außer 11)

Selleriesalat

Den geputzten Sellerie fein raspeln, mit Salz, Zucker und
Essig marinieren und den Salat mit den übrigen Zutaten
fertigstellen.
Zugabe: Weizenkeime, gehackte Nußkerne oder Mandeln,
Rosinen und evtl. 50 g ungesüßte Schlagsahne locker unter-
heben.

138.

400 g Sellerie
200 g Äpfel
Salattunke (Rezepte 7 bis 14,
außer 11)

Sellerie-Apfel-Salat

Zubereitung wie Rezept 137; die ausgeschnittenen Äpfel
grob geraspelt unter den Salat mischen.
Zugabe: Weizenkeime, gehackte Nußkerne oder Mandeln,
Rosinen und evtl. 50 g ungesüßte Schlagsahne locker unterheben.

139.

350 g Sellerie
150 g Äpfel
100 g Birnen oder Pfirsich oder
      Orange
Salattunke (Rezepte 7 his 14,
außer 11)

Sellerie-Apfel-Salat
mit Birne oder Pfirsich oder Orange

Zubereitung wie Rezept 137; die ausgeschnittenen Äpfel
grob geraspelt und die ausgeschnittenen Birnen oder die
entsteinten Pfirsiche oder die geschälten Orangen gewürfelt
unter den Salat mischen.
Zugabe: Weizenkeime, gehackte Nußkerne oder Mandeln,
Rosinen und evtl. 50 g ungesüßte Schlagsahne locker unterheben.

140.

300 g   Sellerie
        Salz, Essig, Zucker
 25 g   Mayonnaise oder
 40 ml Kaffeesahne

Selleriekrem

Den geputzten Sellerie fein reiben, mit Salz, Zucker und
Essig marinieren und mit der Mayonnaise oder der Kaffee-
sahne verrühren.
Zugabe: 50 g geschlagene Sahne locker unterheben.

141.

300 g   Sellerie
100 g   Meerrettich
        Salz, Zucker, Essig
 40 g   Mayonnaise oder
 60 ml Kaffeesahne

Sellerie-Meerrettich-Krem

Zubereitung wie Rezept 140; den geriebenen Meerrettich
bereits vor dem Marinieren unter den geriebenen Sellerie
mischen.
Zugabe: 50 g geschlagene Sahne locker unterheben.

142.

250 g Sellerie
100 g Äpfel
100 g Meerrettich
      Salz, Zucker, Essig
 40 g Mayonnaise

Sellerie-Apfel-Meerrettich-Krem

Zubereitung wie Rezept 140; den geriebenen Meerrettich
und den ausgeschnittenen, geschälten Apfel fein gerieben
bereits vor dem Marinieren unter den geriebenen Sellerie
mischen.
Zugabe: 50 g geschlagene Sahne locker unterheben.

143.

400 g junger Spinat
Salattunke (Rezepte 5 bis 14,
außer 11,
mit je 30 g feinen Zwiebelwürfeln)

Spinatsalat

Den Spinat verlesen, waschen, gut abtropfen lassen und
mit der vorbereiteten Salattunke abschmecken. Bei Bedarf
den Spinat in etwa 2 cm breite Streifen schneiden.

144.

300 g junger Spinat
200 g Äpfel
Salattunke (Rezepte 5 bis 14,
außer 6 und 11,
mit je 30 g feinen Zwiebelwürfeln)

Spinat-Apfel-Salat

Zubereitung wie Rezept 143; die ausgeschnittenen Äpfel
grob geraspelt unter den Salat mischen.

145.

350 g Spinat
2 Bd. Radieschen
Salattunke (Rezepte 5 bis 14,
außer 6 und 11,
mit je 30 g feinen Zwiebelwürfeln)

Spinat-Radieschen-Salat

Zubereitung wie Rezept 143; die verputzten Radieschen in Scheiben geschnitten unter den Salat mischen.

146.

500 g Tomaten
 30 g Zwiebeln
       Salz, Zucker, Essig, Pfeffer
 10 g Schnittlauch, 20 g Tafelöl

Tomatensalat 1

Die vom Stielansatz befreiten Tomaten in Spalten schneiden, würzen und den Salat mit dem Öl und den Kräutern fertigstellen.

147.

500 g Tomaten
Salattunke (Rezept 5,
mit 30 g feinen Zwiebelwürfeln
und 10 g Schnittlauch)

Tomatensalat 2

Die vom Stielansatz befreiten Tomaten in Scheiben schneiden, diese fächerartig auf Platten legen und mit der vorbereiteten Salattunke übergießen. Auf diese Weise hergerichteter Tomatensalat läßt sich gefälliger anrichten und portionieren.
Zugabe: grob geraspelter Schnittkäse

148.

400 g Tomaten
150 g Ananas (evtl. Konserve)
100 g Kopfsalat ($^{1}/_{2}$ Kopf)
Salattunke (Rezept 5,
mit Zitronensaft)

Tomaten-Ananas-Salat

Zubereitung wie Rezept 146; die in Würfel geschnittene Ananas unter den Salat mischen und den Salat auf Kopfsalatblättchen anrichten.
Zugabe: gehackte Mandeln oder Kokosraspel und Weizenkeime.

149.

300 g Tomaten
200 g Gurke
       Salz, Zucker, Essig, Pfeffer
 10 g Kräuter (Schnittlauch, Dill)
 30 g Zwiebeln, 20 g Tafelöl

Tomaten-Gurken-Salat

Zubereitung wie Rezept 146 oder 147; die Gurke in Scheiben schneiden, würzen und unter den Salat mischen oder die Gurkenscheiben im Wechsel mit Tomatenscheiben fächerartig anrichten und mit der Salatsoße übergießen.
Zugabe: feine Radieschenstreifen und Kopfsalatherzen.
Zusätzlich u. U. noch mit feinen Würfeln von rohem Schinken oder von rotem Gemüsepaprika überstreuen.

150.

400 g Tomaten
250 g Kürbis
Salattunke (Rezept 5,
mit 30 g feinen Zwiebelwürfeln
und 10 g Schnittlauch)

Tomaten-Kürbis-Salat

Zubereitung wie Rezept 146; den geputzten Kürbis grob raspeln, würzen und unter den Salat mischen.
Zugabe: Kokosraspel oder Weizenkeime.

151.

300 g Tomaten
250 g Orangen (etwa 2 St.)
100 g Kopfsalat
    Salz, Zucker, Schnittlauch
20 g Tafelöl
30 g Zwiebeln

Tomaten-Orangen-Salat

Zubereitung wie Rezept 146; die Tomaten evtl. vor dem Zerkleinern durch kurzes Brühen abziehen. Die geschälten Orangen in Stücke schneiden und unter den Salat mischen. Den Salat auf Kopfsalat anrichten.
Zugabe: gehackte Mandeln oder Kokosraspel und Weizenkeime.
Abwandlungen: An Stelle der Orangen gewürfelte Grapefruit verwenden.

152.

400 g Tomaten
150 g Gemüsepaprika
    Salz, Zucker, Essig, Pfeffer
10 g Kräuter (Schnittlauch, Dill)
30 g Zwiebeln
20 g Tafelöl

Tomaten-Paprika-Salat (Bild 10)

Zubereitung wie Rezept 146; die von Stielansatz und Kernen befreiten Paprika in Streifen geschnitten unter den Salat mischen.

153.

300 g Tomaten
250 g Pfirsiche
100 g Kopfsalat
    Salz, Zucker, Schnittlauch,
    Pfeffer
30 g Zwiebeln
20 g Tafelöl

Tomaten-Pfirsich-Salat

Zubereitung wie Rezept 146; die Tomaten evtl. vor dem Zerkleinern durch kurzes Brühen abziehen. Die entsteinten, evtl. abgehäuteten Pfirsiche in Spalten oder Würfel schneiden und unter den Salat mischen. Säure ist für diesen Salat nicht unbedingt erforderlich. Den Salat auf Kopfsalat anrichten.
Zugabe: gehackte Mandeln oder Kokosraspel und Weizenkeime.

154.

400 g Tomaten
150 g Porree
Salattunke (Rezept 5,
mit etwas Senf gewürzt)

Tomaten-Porree-Salat

Zubereitung wie Rezept 146; den geputzten, längs halbierten, gut gewaschenen und abgetropften Porree quer in feine Streifen schneiden und unter den Salat mischen.

Bild 1
Gemischte Rohkostsalatplatte (Spinat, Blumenkohl, Tomaten, mit Quark gefüllt, Radieschen, Kopfsalat, Sellerie)

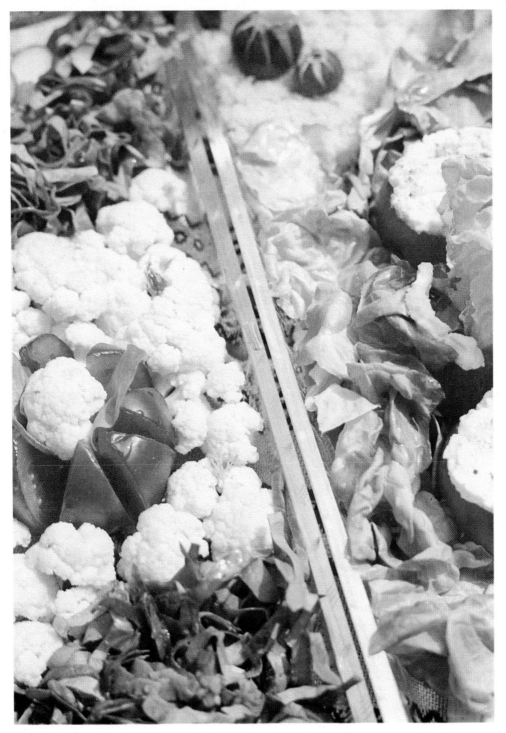

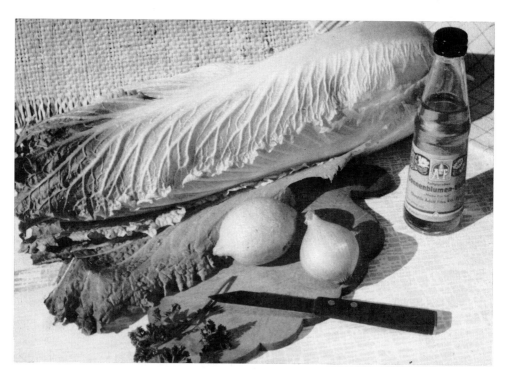

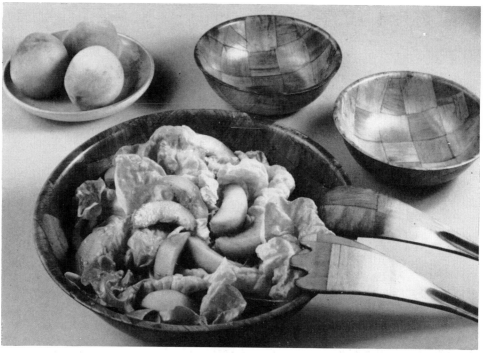

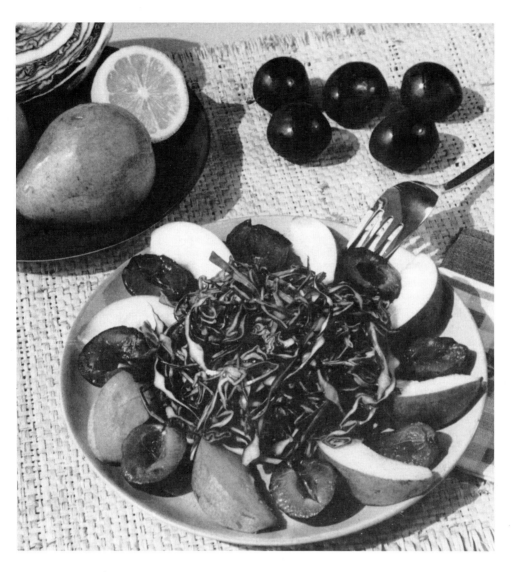

Bild 4
Zutaten zum Rotkohlsalat mit Birnen
(Rezept 113)

Bild 2
Zutaten zum Chinakohlsalat (Rezept 33)

Bild 3
Kopfsalat mit Pfirsich (Rezept 55)

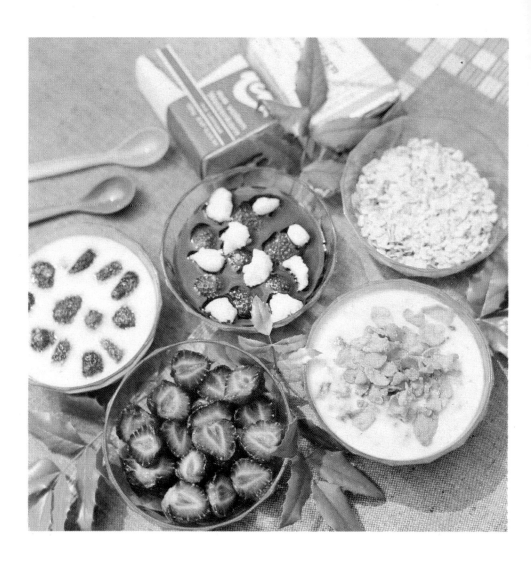

Bild 5
Erdbeeren in 3 Darreichungsvarianten
links: in frischer Trinkvollmilch
Mitte: Kaltschale mit Sahnetupfern
rechts: in Sauermilch mit Cornflakes
oder Haferflocken; dazu können noch
Vollkornkekse gereicht werden

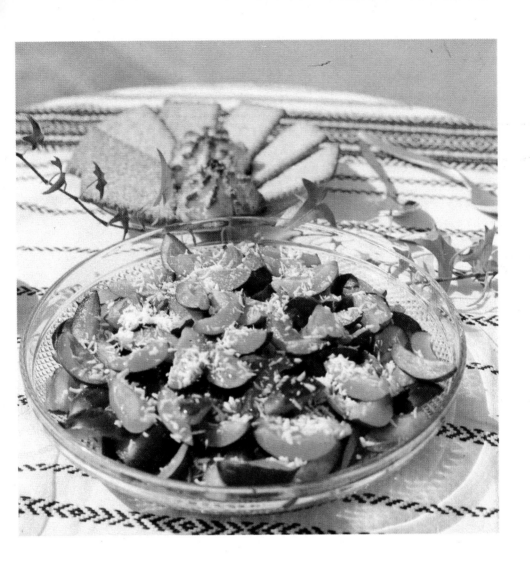

Bild 6
Pflaumensalat, mit Kokosraspeln bestreut,
mit Vollkornkeksen und Makronen
(Rezept 221)

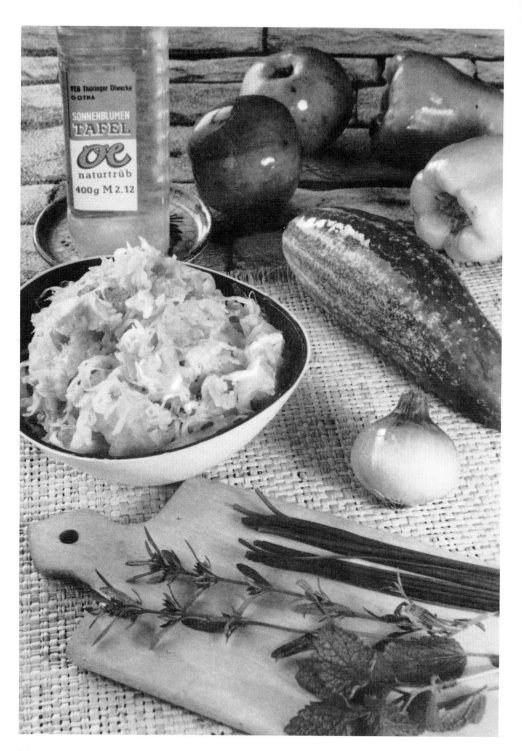

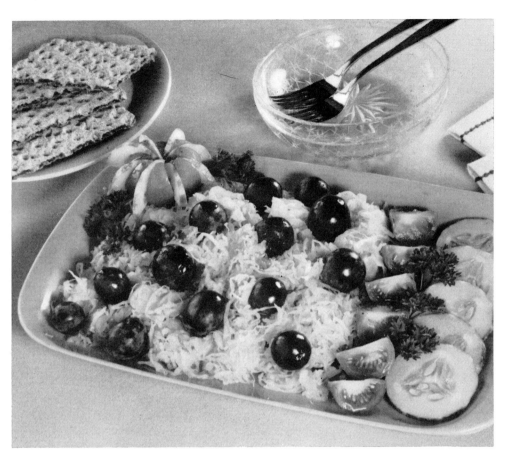

Bild 8
Sauerkrautsalat mit Weinbeeren
(Rezept 128)

Bild 7
Zutaten zum Sauerkraut-Gurken- bzw.
Sauerkraut-Paprika-Salat
(Rezepte 119, 120 und 123)

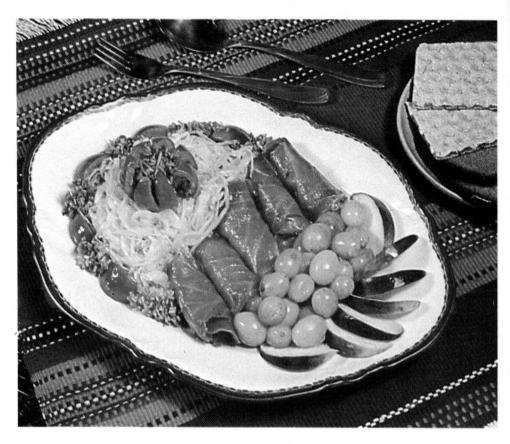

Bild 9
Kalte Fischspeisen lassen sich vorzüglich
mit Rohkost kombinieren. Hier sind es
Fischröllchen mit Sauerkraut, Tomate,
Weinbeeren und Äpfeln

Bild 10
Zutaten zum Tomaten-Paprika-Salat
(Rezept 152)

Bild 11
Zutaten zum Weißkohl-Apfel-Möhren-
Sellerie-Salat (Rezept 188)

56

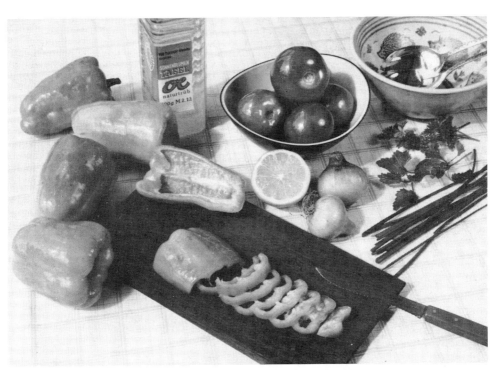

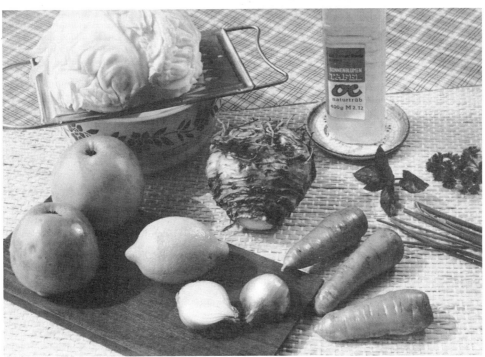

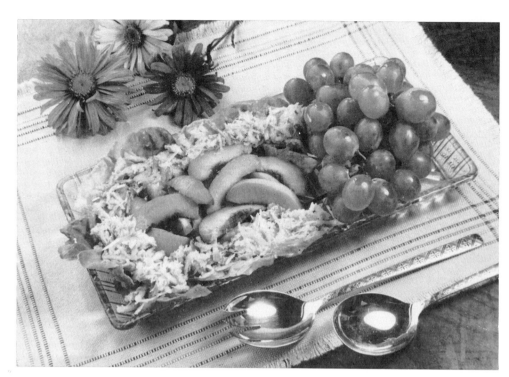

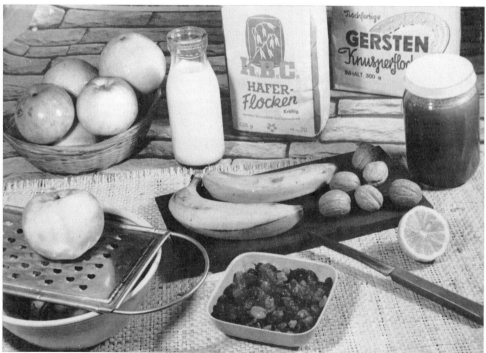

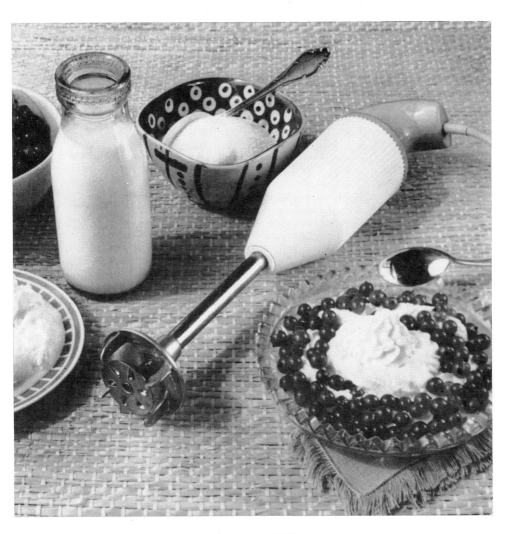

Bild 14
Beerenquark (Rezept 265)

Bild 12
Pfirsichsalat mit Sellerie und Weinbeeren
(Rezept 220)

Bild 13
Zutaten für das Apfelmüsli
(Rezepte 223 und 224)

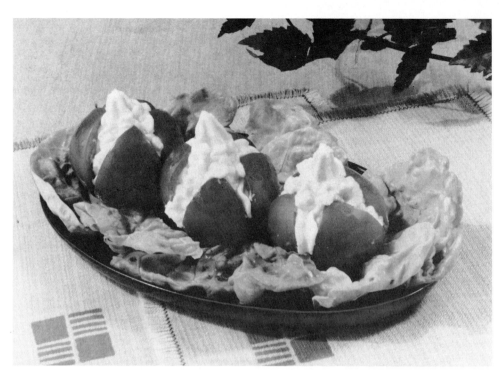

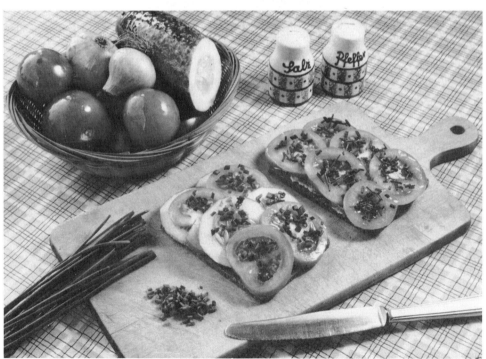

155.

400 g Tomaten
150 g Ananas (evtl. Kompott)
150 g Endivie
Salattunke (Rezepte 7 bis 14,
außer 11, mit Zitronensaft)

Tomaten-Ananas-Endivien-Salat

Die Tomaten durch kurzes Brühen abziehen, quer halbieren,
die Kerne ausdrücken und grob würfeln. Die Ananas ebenfalls würfeln und die gewaschene und gut abgetropfte
Endivie in 1 ··· 2 cm breite Streifen schneiden. Alles mit der
vorbereiteten Salattunke mischen und abschmecken.
Zugabe: 50 g fest geschlagene Sahne ohne Zucker. An
Stelle der Salatmarinade kann man auch 50 g Mayonnaise,
mit 100 g fest geschlagener Sahne vermischt, verwenden.

156.

300 g Tomaten
150 g Salatgurke
100 g Gemüsepaprika
Salattunke (Rezept 5,
mit 30 g feinen Zwiebelwürfeln
und 10 g Schnittlauch)

Tomaten-Gurken-Paprika-Salat

Zubereitung wie Rezept 146; die gewaschene Gurke, in
feine halbe Scheiben geschnitten und gewürzt, und die von
Stielansatz und Kernen befreiten Gemüsepaprikas in feine
Streifen geschnitten unter den Salat mischen.

157.

350 g Tomaten
250 g Kürbis
125 g Porree
Salattunke (Rezept 5)

Tomaten-Kürbis-Porree-Salat

Zubereitung wie Rezept 146; den geputzten Kürbis, grob
geraspelt und gewürzt, und den geputzten, gut gewaschenen
und abgetropften Porree quer in feine Streifen geschnitten
unter den Salat mischen.

158.

400 g Tomaten
200 g Pfirsiche (oder Orangen)
150 g Endivie
Salattunke (Rezepte 7 bis 14,
außer 11, mit Zitronensaft)

Tomaten-Pfirsich-Endivien-Salat

Zubereitung wie Rezept 155; an Stelle der Ananas die entsteinten Pfirsiche oder die geschälten Orangen in Würfel
schneiden und unter den Salat mischen.
Zugabe: 50 g fest geschlagene Sahne ohne Zucker. An Stelle
der Salatmarinade kann auch 50 g Mayonnaise mit 100 g fest
geschlagener Sahne vermischt verwendet werden.

159.

250 g Tomaten
100 g Kopfsalat (¹/₂ Kopf)
150 g Bananen
150 g Orangen
Salattunke (Rezept 7 oder 8,
mit Zitronensaft
und weißem Pfeffer)

Tomatensalat, moderne Art

Die vom Stielansatz befreiten Tomaten, die geschälten
Bananen und Orangen jeweils in Scheiben schneiden und
den Kopfsalat gut waschen und abtropfen lassen. Tomaten-,
Bananen- und Orangenscheiben lagenweise auf Kopfsalatblättern anrichten und mit der vorbereiteten Salattunke
übergießen.
Zugabe: gehackte Nußkerne oder Mandeln.

Bild 15. Seite 60 oben
Tomaten, mit Quark gefüllt (Rezept 285)

Bild 16. Seite 60 unten
Tomatenschnitten mit Schnittlauch (Rezept 314)

160.

400 g Tomaten
200 g Sellerie
    Salz, Zucker, Essig, Pfeffer,
    Worcestersauce
125 g Zitrone
 10 g Kerbel und Schnittlauch
 20 g Tafelöl

Tomatensalat, Pariser Art

Die vom Stielansatz befreiten Tomaten in Scheiben schneiden und würzen. Den geputzten Sellerie fein raspeln, mit Salz, Zucker und Zitronensaft marinieren, über den angerichteten Tomatensalat verteilen, mit dem Öl beträufeln und mit den Kräutern überstreuen.

161.

250 g Tomaten
125 g Äpfel
125 g Pfirsiche
125 g Orangen
100 g Gemüsepaprika
125 g Zitrone
    Salz, Zucker
 15 g Kräuter (Dill,
    Petersilie, Kresse,
    Schnittlauch)
 20 g Haselnüsse oder Mandeln
 20 g Tafelöl
    Blattsalat zum Anrichten

Tomatensalat, pikant

Die Tomaten vom Stielansatz befreien, halbieren und die Kerne ausdrücken. Die Gemüsepaprikas ebenfalls von Stielansatz und Kernen befreien, die Pfirsiche entsteinen und die Äpfel ausschneiden. Alles in Streifen schneiden, die Orangen schälen und gewürfelt zugeben, den Salat würzen, Kräuter und Öl zugeben und auf Kopfsalatblättern anrichten. Den Salat nach dem Anrichten mit gehackten Nußkernen oder Mandeln überstreuen.
Zugabe: an Stelle von 20 g Tafelöl 40 g Mayonnaise oder 100 ml Kaffeesahne verwenden.

162.

250 g Tomaten
250 g Pfirsiche
100 g Zwiebeln
 25 g Tafelöl
    Salz, Zucker, Worcestersauce
 75 g Kopfsalat
  5 g Petersilie

Tomatensalat, Potsdamer Art

Die vom Stielansatz befreiten Tomaten und die entsteinten Pfirsiche in Spalten schneiden und würzen. Die geschälten Zwiebeln in feine Streifen schneiden, im Öl nur glasig schwitzen, erkalten lassen und mit der gehackten Petersilie unter den Salat mischen. Den Salat auf Kopfsalat anrichten.

163.

250 g Tomaten
150 g Salatgurke
150 g Delikateßgurke
Salattunke (Rezept 14,
mit 30 g feinen Zwiebelwürfeln
und Pfeffer)

Tomatensalat, spanische Art

Die vom Stielansatz befreiten Tomaten, die gewaschene Salatgurke und die Deligurke in kleine Blättchen schneiden und mit der vorbereiteten Salattunke abschmecken.

164.

 10   mittelgroße Tomaten
300 g Blumenkohl
Salattunke (Rezept 5)

Tomaten, gefüllt

Von den Tomaten den Deckel abschneiden, das Innere herausnehmen, durch ein Sieb streichen und mit in die Salattunke rühren. Den geputzten Blumenkohl raspeln, mit der vorbereiteten Salattunke abschmecken und in die Tomaten füllen. Die gefüllten Tomaten mit dem Deckel verschließen und auf Kopfsalat anrichten.

165.

500 g Tomaten
150 ml Joghurt
25 g Tafelöl
   Salz, Zucker,
   Gewürzpaprika
50 g Porree
1 Ei

Tomatenvorspeise 1

Von den Tomaten den Stielansatz ausschneiden und durch kurzes Brühen die Haut entfernen. Dann die Tomaten mit Joghurt, Gewürzen und Öl mixen und kühlen. Diese Vorspeise in Gläsern oder Bechern anrichten und mit fein geschnittenem Porree und gekochtem, gehacktem Ei anrichten.
Zugabe: Knäckebrot.

166.

Tomatenvorspeise 2

Rezeptur, Zubereitung und Zugabe wie Rezept 165; jedoch an Stelle von Joghurt und Tafelöl 150 ml saure Sahne verwenden.

167.

300 g Tomaten
200 ml Buttermilch
50 ml Kaffeesahne
   Salz, Curry, Zucker
10 g Petersilie
   oder Schnittlauch

Tomatenvorspeise 3

Zubereitung und Zugabe wie Rezept 165.

168.

300 g Tomaten
100 ml Buttermilch
25 g Tafelöl
   Salz, Pfeffer
   Gewürzpaprika, Zucker
   Dill, Schnittlauch,
   Thymian
30 g Zwiebeln

Rohe Tomatentunke 1

Von den Tomaten den Stielansatz ausschneiden und durch kurzes Brühen die Haut abziehen. Die Tomaten mit den anderen Zutaten mixen und die Tunke würzen. Diese Tunke eignet sich für kalte Eier-, Kaßler- oder Fischspeisen.
Zugabe: 50 g Mayonnaise.

169.

400 g Tomaten
50 g Tafelöl
1 Zitrone
   Salz, Zucker, Pfeffer,
   Worcestersauce
30 g Zwiebel
10 g Schnittlauch

Rohe Tomatentunke 2

Die Tomaten wie in Rezept 168 vorbereiten, mit Gewürzen, Zitronensaft und Öl kräftig mixen und mit Schnittlauch versehen anrichten.

170.

600 g Weißkohl
Salattunke (Rezepte 5 bis 14,
außer 6 und 11,
mit je 30 g feinen Zwiebelwürfeln)

Weißkohlsalat

Den geputzten Weißkohl in feine Streifen schneiden, mit Essig, Salz und Zucker kräftig kneten, schwitzen lassen und mit den übrigen Zutaten der Salattunke fertigstellen.
Zugabe: Rosinen, gehackte Nußkerne oder Mandeln und Weizenkeime.

171.

500 g Weißkohl
200 g Äpfel
Salattunke (Rezepte 5 bis 14,
außer 6 und 11,
mit je 30 g feinen Zwiebelwürfeln)

Weißkohl-Apfel-Salat

Zubereitung wie Rezept 170; die ausgeschnittenen Äpfel
grob geraspelt unter den Salat mischen.
Zugabe: Rosinen, gehackte Nußkerne oder Mandeln und
Weizenkeime.

172.

500 g Weißkohl
200 g Ananas (evtl. Konserve)
Salattunke (Rezepte 5 bis 14,
außer 6 und 11,
mit je 30 g feinen Zwiebelwürfeln)

Weißkohl-Ananas-Salat

Zubereitung wie Rezept 170; die Ananas gewürfelt unter
den Salat mischen.
Zugabe: wie Rezept 170.

173.

500 g Weißkohl
200 g Birnen
Salattunke (Rezepte 5 bis 14,
außer 6 und 11,
mit je 30 g feinen Zwiebelwürfeln
und etwas Zimt)

Weißkohlsalat mit Birnen

Zubereitung wie Rezept 170; die ausgeschnittenen Birnen
gewürfelt oder grob geraspelt unter den Salat mischen.
Zugabe: Rosinen, gehackte Nußkerne oder Mandeln und
Weizenkeime.

174.

500 g Weißkohl
150 g Salatgurke
Salattunke (Rezepte 5 bis 14,
außer 6 und 11,
mit je 30 g Zwiebelwürfeln
und etwas Pfeffer)

Weißkohl-Gurken-Salat 1

Zubereitung wie Rezept 170; die Gurke möglichst ohne zu
schälen grob raspeln oder in dünne Scheiben schneiden,
gehackte Kräuter zugeben und unter den Salat mischen.
Zugabe: Rosinen, gehackte Nußkerne oder Mandeln, Weizenkeime und gewürfelte Pfirsiche oder Birnen.

175.

500 g Weißkohl
100 g Delikateß- oder Salzgurke
Salattunke (Rezepte 5 bis 14,
außer 6 und 11,
mit je 30 g feinen Zwiebelwürfeln)

Weißkohl-Gurken-Salat 2

Zubereitung wie Rezept 170; die Delikateß- oder Salzgurke
in feine Scheiben geschnitten unter den Salat mischen.
Zugabe: Rosinen, gehackte Nußkerne oder Mandeln und
Weizenkeime.

176.

500 g Weißkohl
200 g Kürbis
Salattunke (Rezepte 5 bis 14,
außer 6 und 11,
mit je 30 g feinen Zwiebelwürfeln
und etwas Zimt)

Weißkohl-Kürbis-Salat

Zubereitung wie Rezept 170; den geschälten und ausge-
schnittenen Kürbis grob geraspelt und gewürzt unter den
Salat mischen. Zum Würzen des Kürbisses an Stelle von
Zucker Johannisbeersirup verwenden.
Zugabe: Rosinen, gehackte Nußkerne oder Mandeln und
Weizenkeime.

177.

500 g Weißkohl
150 g Möhren
Salattunke (Rezepte 5 bis 14,
außer 6 und 11,
mit je 30 g feinen Zwiebelwürfeln)

Weißkohl-Möhren-Salat

Zubereitung wie Rezept 170; die geputzten Möhren fein raspeln und mit Johannisbeersirup gewürzt unter den Salat mischen.
Zugabe: Rosinen, gehackte Nußkerne oder Mandeln und Weizenkeime.

178.

500 g Weißkohl
125 g Gemüsepaprika
Salattunke (Rezepte 5 bis 14,
außer 6,
mit je 30 g Zwiebelwürfeln
und Gewürzpaprika)

Weißkohl-Paprika-Salat

Zubereitung wie Rezept 170; die von Stiel und Kernen befreiten Gemüsepaprikas in feine Streifen schneiden und mit gehackten Kräutern vermischt unter den Salat mischen.
Zugabe: Schnittlauch, Dill und Weizenkeime.

179.

550 g Weißkohl
 75 g Rapünzchen
Salattunke (Rezepte 5 bis 14,
außer 6 und 11,
mit je 30 g feinen Zwiebelwürfeln)

Weißkohl-Rapünzchen-Salat

Zubereitung wie Rezept 170; die verlesenen und gewaschenen Rapünzchen gut abgetropft kurz vor dem Anrichten unter den Salat mischen.
Zugabe: Weizenkeime.

180.

600 g Weißkohl
 50 g Rosinen
Salattunke (Rezepte 5 bis 14,
außer 6 und 11,
mit je 30 g feinen Zwiebelwürfeln)

Weißkohlsalat mit Rosinen

Zubereitung wie Rezept 170; die verlesenen und gewaschenen Rosinen evtl. hacken und unter den Salat mischen.
Zugabe: Weizenkeime.

181.

500 g Weißkohl
150 g Sellerie
Salattunke (Rezepte 5 bis 14,
außer 6 und 11,
mit je 30 g feinen Zwiebelwürfeln)

Weißkohl-Sellerie-Salat

Zubereitung wie Rezept 170; den geputzten Sellerie fein raspeln und mit Salz, Zucker und Essig mariniert unter den Salat mischen.
Zugabe: Rosinen, gehackte Nußkerne oder Mandeln und Weizenkeime.

182.

500 g Weißkohl
150 g Tomaten
Salattunke (Rezepte 5 bis 14,
außer 6,
mit je 30 g feinen Zwiebelwürfeln
und Pfeffer)

Weißkohl-Tomaten-Salat

Zubereitung wie Rezept 170; die vom Stielansatz befreiten Tomaten in Spalten geschnitten unter den Salat mischen.
Zugabe: gehackte Kräuter.

183.

500 g Weißkohl
150 g Weinbeeren (evtl. Konserve
    mit 40 % Saft)
Salattunke (Rezepte 5 bis 14,
außer 6 und 11,
mit je 30 g feinen Zwiebelwürfeln)

Weißkohlsalat mit Weinbeeren

Zubereitung wie Rezept 170; die Weinbeeren quer halbieren und möglichst entkernt unter den Salat mischen.
Zugabe: Kokosraspel und Weizenkeime.

184.

500 g Weißkohl
 75 g Zwiebeln
Salattunke (Rezepte 5 bis 14,
außer 6 und 11)

Weißkohl-Zwiebel-Salat

Zubereitung wie Rezept 170; die gepellten Zwiebeln in kurze, feine Streifen schneiden und mit Salz und wenig Essig gewürzt unter den Salat mischen.
Zugabe: Schnittlauch, gehackte Petersilie und Weizenkeime.

185.

400 g Weißkohl
125 g Äpfel
125 g Möhren
Salattunke (Rezepte 5 bis 14,
außer 6 und 11,
mit je 30 g feinen Zwiebelwürfeln)

Weißkohl-Apfel-Möhren-Salat

Zubereitung wie Rezept 170; die ausgeschnittenen Äpfel grob geraspelt und die geputzten Möhren fein geraspelt mit Johannisbeersirup gewürzt unter den Salat mischen.
Zugabe: Rosinen, gehackte Nußkerne oder Mandeln und Weizenkeime.

186.

400 g Weißkohl
125 g Äpfel
150 g Sellerie
Salattunke (Rezepte 5 bis 14,
außer 6 und 11,
mit je 30 g feinen Zwiebelwürfeln)

Weißkohl-Apfel-Sellerie-Salat

Zubereitung wie Rezept 170; die ausgeschnittenen Äpfel grob geraspelt und den geputzten Sellerie fein geraspelt und mit Salz, Zucker und Essig mariniert unter den Salat mischen.
Zugabe: Rosinen, gehackte Nußkerne oder Mandeln und Weizenkeime.

187.

400 g Weißkohl
125 g Möhren
150 g Sellerie
Salattunke (Rezepte 5 bis 14,
außer 6 und 11,
mit je 30 g feinen Zwiebelwürfeln)

Weißkohl-Möhren-Sellerie-Salat

Zubereitung wie Rezept 170; die geputzten Möhren und Sellerie fein geraspelt unter den Salat mischen.
Zugabe: Rosinen, gehackte Nußkerne oder Mandeln und Weizenkeime.

188.

400 g Weißkohl
100 g Äpfel
100 g Möhren
100 g Sellerie
Salattunke (Rezepte 5 bis 14,
außer 6 und 11,
mit je 30 g feinen Zwiebelwürfeln)

Weißkohl-Apfel-Möhren-Sellerie-Salat (Bild 11)

Zubereitung wie Rezept 170; die ausgeschnittenen Äpfel grob geraspelt und die Möhren und Sellerie fein geraspelt und kurz mariniert unter den Salat mischen.
Zugabe: Rosinen, gehackte Nußkerne oder Mandeln und Weizenkeime.

189.

200 g Weißkohl
150 g Gemüsepaprika
150 g Möhren
125 g grüne Tomaten
    (Essiggemüse)
Salattunke (Rezept 5,
mit 30 g feinen Zwiebelwürfeln,
Pfeffer und reichlich Kräutern)

Zigeunersalat

Zubereitung wie Rezept 170; die von Stielansatz und den Kernen befreiten Gemüsepaprikas in feine Streifen geschnitten, die geputzten Möhren grob geraspelt und die grünen Tomaten in feine Scheiben geschnitten unter den Salat mischen.
Zugabe: Weizenkeime.

190.

300 g Zwiebeln
10 g Petersilie
    Salz, Essig
15 g Tafelöl

Zwiebelsalat

Die gepellten Zwiebeln in feine Streifen schneiden, mit Salz und Essig würzen, die gehackte Petersilie zugeben und mit dem Öl vermischen.
Dieser Salat ist als Beilage zu Schaschlyk oder Schweinesteaks auf Risotto mit Letscho oder Tomatentunke geeignet.

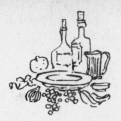

5.3. Rohkostspeisen aus Obst, teilweise unter Verwendung von Gemüse

Obstsalate

Obstsalate sind pikante Mischungen der verschiedensten Früchte. Der Energiewert der Obstsalate wird im wesentlichen durch den Anteil an Zucker und an einigen energiereichen Zugaben bestimmt. Derartige Zugaben sind: Kaffeesahne, Schlagsahne, Trinkvollmilch, Makronen, Zwieback, Waffeln, Biskuits, Knäckebrot, Nüsse oder Mandeln.
Zu besonderen Anlässen werden Obstsalate sehr häufig mit etwas Branntwein oder Likör abgeschmeckt und erhalten dadurch erhöhten Genußwert.

191.

600 g Beerenobst (Brom-, Erd-,
     Heidel-, Him-, Johannis-
     beeren)
75 ··· 100 g Zucker

Beerenobst, gezuckert

Die gewaschenen und entstielten Beeren gut abtropfen lassen und mit dem Zucker vermischt ziehen lassen.
Zugabe: Trinkvollmilch oder Kaffeesahne oder Schlagsahne oder Joghurt und Knäckebrot oder Zwieback oder Makronen.

192.

200 g Äpfel
200 g Birnen
200 g Pfirsiche
  40 g Rosinen
        Zuckerlösung nach Bedarf
    1 Zitrone
 40 ml Maraschino-
       oder Curaçaolikör
       oder Himbeer-
       bzw. Pfirsichgeist

Obstsalat 1

Die Früchte schälen und entkernen bzw. entsteinen, in Scheiben oder Würfel schneiden, würzen, die gewaschenen Rosinen zugeben, den Salat etwas marinieren lassen und anrichten.
Zugabe: gehackte oder geraspelte Nußkerne oder Mandeln, Schlagsahnetupfer oder Kaffeesahne zum Übergießen, Kekse oder Biskuits.

193.

200 g Äpfel
200 g Orangen
200 g Bananen
40 g Rosinen *
    Zuckerlösung nach Bedarf
1 Zitrone
40 ml Maraschino-
    oder Curaçaolikör
    oder Himbeer-
    oder Pfirsichgeist

Obstsalat 2

Zubereitung und Zugabe wie Rezept 192. Den Salat evtl. mit geschälter und in Stücke geschnittener Grapefruit ergänzen oder einen Teil der Früchte durch Pfirsich- oder Ananasstücke austauschen.

Weitere Vorschläge für Obstsalatkombinationen:

Apfel – Orange – Rosinen – Nüsse
Apfel – Birne – Orange – Bananen – Nüsse
Apfel – Birne – Brombeeren oder Himbeeren
Apfel – Orange – Pfirsich – Zitrone
Pfirsich – Himbeeren – Kirschen (entsteint)
Apfel – Pflaume – Weinbeeren o. ä.

194.

200 g Äpfel
    oder Birnen
200 g Pflaumen
200 g Tomaten
50 ml Apfelsaft
1 Zitrone
60 ml Erdbeersirup
Kopfsalat zum Anrichten

Obstsalat mit Tomaten

Die Äpfel oder Birnen entkernen und in Scheiben schneiden, die entsteinten Pflaumen in Würfel schneiden und die vom Stielansatz befreiten Tomaten in dünne Spalten zerteilen. Diese Früchtemischung mit Erdbeersirup und Zitronensaft würzen; evtl. noch etwas Apfelsaft zugeben und auf Kopfsalatblättern anrichten.
Zugabe: gehackte oder geraspelte Nußkerne oder Mandeln oder Kokosraspel.

195.

400 g Ananas oder
450 g Ananaskonserve
80 g Haferschneeflocken
30 g Nußkerne oder Mandeln
50 · ·· 75 g Zucker
150 g Orangen
50 ml Maraschino-
    oder Curaçaolikör
100 ml Schlagsahne

Ananassalat mit Haferflocken

Die Ananas in Stücke schneiden und mit Zucker und Maraschino- oder Curaçaolikör marinieren. Die Nüsse reiben oder hacken, mit den Haferflocken mischen und mit Ananasstückchen lagenweise in eine Schüssel ordnen. Den Saft der Orangen darübergießen und $1/2$ Stunde quellen lassen. Den Salat mit Schlagsahne garnieren.
Abwandlungen: Die Ananas durch Pfirsiche, Aprikosen, Erdbeeren o. ä. austauschen.

196.

200 g Ananas
    oder Pfirsiche
200 g Tomaten
200 g Weinbeeren
30 g Nußkerne
    oder Mandeln
    Salz, Zucker
1 Zitrone
50 g Mayonnaise

Ananas-Pfirsich-Salat mit Tomaten

Die durch Brühen abgehäuteten und entkernten Tomaten und die Ananas oder die entsteinten Pfirsiche in Streifen schneiden, die gehackten Nüsse und die gewaschenen Weinbeeren zugeben, würzen und mit der Mayonnaise vermischen.
Zugabe: 100 g in Streifen geschnittener Käse.

197.

200 g Ananas
       oder Pfirsiche
200 g Orangen
200 g Chicorée
150 g Möhren
1   Zitrone
       wenig Salz, Zucker
30 g   Mayonnaise
50 ml Joghurt
1/2   Kopf Blattsalat

Ananas-Orangen-Salat mit Chicorée

Die geschälten Ananas und Orangen ohne Kerne in Würfel schneiden, den geputzten Chicorée in feine Streifen schneiden und die Möhren fein raspeln. Alles würzen und mit Mayonnaise und Joghurt vermischt auf Kopfsalat anrichten. Zugabe: Weizenkeime oder gehackte Nußkerne oder Mandeln.

198.

300 g Ananas
150 g Gemüsepaprika
150 g Äpfel
150 g Sellerie
30 g   Nußkerne
       oder Mandeln
       Salz, Zucker
1   Zitrone
50 g   Mayonnaise

Ananassalat, Diplomatenart

Die geschälte Ananas, die von Stielansatz und Kernen befreiten Gemüsepaprikas, die ausgeschnittenen Äpfel und den geputzten Sellerie in feine Streifen schneiden (den Sellerie evtl. fein raspeln), alles mischen, würzen, die gehackten Nußkerne oder Mandeln zugeben und den Salat mit der Mayonnaise fertigstellen.

199.

500 g Äpfel
50 g   Rosinen oder Korinthen
1   Zitrone
40 ml Weinbrand
       oder Pfirsichgeist
       Zuckerlösung nach Bedarf
25 g   Nußkerne

Apfelsalat

Die geschälten und entkernten Äpfel in feine Scheiben schneiden oder grob raspeln und würzen. Die verlesenen und gewaschenen Rosinen zugeben, den angerichteten Salat mit Schlagsahnetupfern garnieren und mit gehackten Nüssen oder Mandeln überstreuen. Zugabe: Weizenkeime oder Kekse oder Knäckebrot und 50 ml Weiß- oder Apfelwein.

200.

400 g Äpfel
250 g Beeren (beliebiger Art)
1   Zitrone
40 ml Himbeer-
       oder Pfirsichgeist
60 g   Zucker, wenig Zimt

Apfelsalat mit Beeren

Die ausgeschnittenen Äpfel grob raspeln und mit Zitronensaft und Zimt würzen. Die verlesenen, gewaschenen und gut abgetropften Beeren ganz oder etwas zerkleinert zuckern und unter die geraspelten Äpfel mischen. Zugabe: Rosinen oder Korinthen und Weizenkeime.

201.

Apfelsalat mit Birnen

Rezeptur und Zubereitung wie Rezept 199; jedoch 3 Teile Äpfel und 2 Teile Birnen mischen. Zugabe: wie Rezept 199.

202.

550 g	Äpfel
30 g	Rosinen
10 g	Vanillinzucker
1	Zitrone
30 ml	Weinbrand
50 ml	Weißwein oder Apfelwein
25 g	Nußkerne oder Mandeln
	Zuckerlösung nach Bedarf,
	Zimt
300 g	Kompottpflaumen, halbiert

Apfelsalat mit Pflaumen

Die Äpfel waschen, grob raspeln, mit Weinbrand, Wein und Gewürzen marinieren und die verlesenen und gewaschenen Rosinen, evtl. gehackt, zugeben. Den angerichteten Apfelsalat mit halben Pflaumen garnieren und mit gehackten Nüssen oder Mandeln überstreuen.
Zugabe: Schlagsahnetupfer.

203.

400 g	Äpfel
150 g	Zwiebeln
	Salz, Essig oder Zitronensaft,
	Zucker, Schnittlauch
30 g	Tafelöl

Apfel-Zwiebel-Salat

Die entkernten Äpfel in dünne Scheiben schneiden oder grob raspeln und die geschälten Zwiebeln in dünne Streifen schneiden. Aus Essig oder Zitronensaft, Schnittlauch und Tafelöl Marinade bereiten und den Salat damit abschmecken. Dieser Salat ist besonders zum Käse oder Quark geeignet und kann evtl. an Stelle von Öl mit 50 ml Kaffeesahne zubereitet werden.

204.

400 g	Äpfel
100 g	Zwiebeln
	Gewürzpaprika, Worcestershiresauce, Pfeffer,
	wenig Salz
1	Zitrone
10 g	Schnittlauch/Petersilie
30 g	Tafelöl, 2 Eier

Apfelsalat, georgische Art

Die ausgeschnittenen Äpfel in Scheiben schneiden, kräftig würzen und die in feine Streifen geschnittenen Zwiebeln zugeben. Dann das Öl hinzufügen und den Salat mit schnittfest gekochten und gehackten Eiern und mit gehackten Kräutern überstreuen.

205.

600 g	Bananen
100 g	Himbeerkonfitüre
1	Zitrone
20 ml	Weinbrand
	oder Himbeergeist
25 g	Mandeln

Bananensalat

Die geschälten Bananen in Scheiben schneiden, mit Weinbrand und Zitronensaft marinieren, die Konfitüre verrührt zugeben und mit gehackten Mandeln überstreuen.

206.

600 g	Birnen
40 g	Korinthen
1	Zitrone
25 ml	Rum
50 g	Zucker
1 Btl.	Vanillinzucker

Birnensalat

Die geschälten und ausgeschnittenen Birnen in Scheiben oder Würfel schneiden oder grob raspeln, würzen und die verlesenen und gewaschenen Korinthen unter den Salat mischen.
Zugabe: Weizenkeime oder Schokoladenraspel und Schlagsahne.

207.

400 g Birnen
200 g Orangen
1 Zitrone
50 g Zucker
20 ml Rum

Birnensalat mit Orangen

Die geschälten und ausgeschnittenen Birnen in Scheiben oder Würfel schneiden und mit Zucker, Rum und Zitronensaft marinieren. Die geschälten Orangen in Würfel schneiden und unter den Salat mischen.
Zugabe: Kokosraspel oder gehackte Nußkerne oder Mandeln.

208.

400 g Birnen
150 g Tomaten
25 g Zwiebeln
Salz, Essig, Zucker, Pfeffer
oder Gewürzpaprika
5 g Schnittlauch
25 g Tafelöl

Birnensalat mit Tomaten

Die geschälten und ausgeschnittenen Birnen in Scheiben schneiden und würzen. Die vom Stielansatz befreiten Tomaten in halbe Scheiben schneiden, würzen und mit den sehr feinen Zwiebelwürfeln zu den Birnen geben. Den Salat abschmecken und mit Schnittlauch und Tafelöl fertigstellen.

209.

400 g Birnen
150 g Weinbeeren
1 Zitrone
50 g Zucker
5 g Vanillinzucker
Zimt

Birnensalat mit Weinbeeren

Die geschälten und ausgeschnittenen Birnen in Würfel schneiden und mit Zitronensaft, Zimt und Zucker marinieren. Die gewaschenen Weinbeeren halbieren, evtl. die Kerne entfernen, unter den Salat mischen und den Salat abschmecken.
Zugabe: geraspelte Mandeln und Kaffee- oder Schlagsahne.

210.

400 g Erdbeeren
200 g Grapefruits
60 g Zucker

Erdbeeren mit Grapefruit

Die gewaschenen und entstielten Erdbeeren mit $^2/_3$ des Zuckers etwas ziehen lassen. Inzwischen die Grapefruits schälen, in Würfel schneiden, zuckern und auf den angerichteten Erdbeeren verteilen.
Zugabe: Schlagsahnetupfer und gehackte Nüsse oder Mandeln oder Kokosraspel.

211.

600 g Erdbeeren
60 g Zucker oder Bienenhonig
100 ml Joghurt
50 ml Eierlikör
25 g Kokosraspel

Erdbeeren, Feinschmeckerart

Die gewaschenen und entstielten Erdbeeren zuckern und etwas ziehen lassen. Joghurt, Eierlikör und den Erdbeersaft mixen, in Schälchen gießen, die Erdbeeren einlegen und mit den Kokosraspeln überstreuen.

212.

600 g Erdbeeren
60 g Zucker oder Bienenhonig
100 ml Eierlikör
25 g gehackte Mandeln
oder Nußkerne
oder Kokosraspeln

Erdbeeren mit Eierlikör

Die gewaschenen und entstielten Erdbeeren zuckern, etwas ziehen lassen, in Gläsern anrichten, mit Eierlikör begießen und mit den gehackten Nußkernen oder Mandeln oder Kokosraspeln überstreuen.
Zugabe: Zwieback, Waffeln oder Knäckebrot.

213.

600 g Melone
1 Zitrone
40 ml Curaçaolikör
30 g Nußkerne

Melonensalat

Die gut reife Melone ohne Kerne würfeln, würzen, in Glasschälchen anrichten und mit gehackten Nüssen überstreuen.
Zugabe: wie Rezept 206.
Abwandlung: Einen Teil der Melonenmenge mit Äpfeln, Birnen, Beeren, Steinobst oder Südfrüchten austauschen und wie Obstsalat I zubereiten (Rezept 192).

214.

400 g Melone
200 g Äpfel
50 g Rosinen
150 g Orangen
50 ml Rotwein
Zucker
$^1/_2$ Kopf Blattsalat

Melonensalat, griechische Art

Die geschälte und entkernte Melone in Würfel schneiden, mit dem Saft der Orangen marinieren und die ausgeschnittenen Äpfel, grob geraspelt mit Zucker gewürzt, untermischen. Die Rosinen im Rotwein durch leichtes Erwärmen aufquellen lassen und unter den Salat mischen. Den Salat auf Kopfsalatblättern anrichten.

215.

500 g Orangen
40 g Zucker
40 ml Maraschino-
oder Curaçaolikör

Orangenscheiben, mariniert

Die Orangen wie Äpfel schälen, quer in $^1/_2$ cm dicke Scheiben schneiden, entkernen, fächerartig anrichten, zuckern, mit dem Likör beträufeln und etwas ziehen lassen.
Zugabe: Kaffeesahne, Schlagsahnetupfer.

216.

500 g Orangen
1 Kopf Blattsalat
1 Zitrone
Gewürzpaprika
30 g Tafelöl
20 g Kokosraspeln
oder Mandeln

Orangensalat

Die Orangen wie Äpfel schälen, in Würfel schneiden (die Kerne entfernen) und mit Zitronensaft und Paprika würzen. Den gewaschenen und gut abgetropften Kopfsalat in 1 cm breite Streifen schneiden, mit den Orangenwürfeln mischen, das Öl zugeben und den angerichteten Salat mit Kokosraspeln oder mit gehackten oder geraspelten Mandeln überstreuen.

217.

500 g Orangen
200 g Tomaten
30 g Zwiebeln
Salz, Essig, Pfeffer
oder Gewürzpaprika
20 g Tafelöl
$^1/_2$ Kopf Blattsalat

Orangensalat mit Tomaten

Die wie Äpfel geschälten Orangen quer in Scheiben schneiden und entkernen. Die Tomaten durch Brühen enthäuten und ebenfalls in Scheiben schneiden. Orangen- und Tomatenscheiben mischen, mit Salz, Essig und sehr feinen Zwiebelwürfeln würzen, das Öl zugeben und auf Kopfsalatblättern anrichten.
Abwandlung: 100 g feine Sellerieraspel sofort nach dem Raspeln zugeben.

218.

500 g Grapefruits
250 g Äpfel
1 Zitrone
Zucker

Grapefruitsalat mit Äpfeln

Die geschälten Grapefruits in Würfel schneiden. Die ausgeschnittenen Äpfel grob raspeln, würzen und mit den Grapefruitwürfeln mischen.
Zugabe: Schlagsahnetupfer und Weizenkeime oder gehackte Nußkerne oder Mandeln und Rosinen.
Abwandlungen: An Stelle der Äpfel gezuckerte Erdbeeren oder Himbeeren verwenden.

219.

500 g Pfirsiche
1¹/₂ Zitrone
125 g Orange
75 g Zucker oder
100 g Himbeersirup

Pfirsichsalat

Die Pfirsiche entsteinen, in Spalten schneiden, zuckern und mit dem Saft der Zitronen und Orangen gut durchziehen lassen.
Zugabe: Weizenkeime.

220.

400 g Pfirsiche
1 Zitrone
250 g Sellerie
Salz, Zucker
50 ml Kaffeesahne

Pfirsichsalat mit Sellerie (Bild 12)

Die entsteinten Pfirsiche in Scheiben oder Würfel schneiden und mit Zitronensaft marinieren. Den geputzten Sellerie fein raspeln, mit Salz und Zucker mischen und schnell unter die marinierten Pfirsiche geben. Den Salat mit Kaffeesahne fertigstellen und nach dem Anrichten mit Weizenkeimen überstreuen.

221.

600 g Pflaumen
40 g Kokosraspeln
oder Mandeln oder Nüsse
1 Zitrone
Zimt, Nelke (gemahlen)
40 ml Rum
oder Zwetschenwasser
60 g Zucker

Pflaumensalat mit Kokosraspeln
oder Mandeln oder Nüssen (Bild 6)

Die gewaschenen Pflaumen entsteinen, in Scheiben oder Stücke schneiden, mit Zucker und Zimt gewürzt ziehen lassen und mit Zitronensaft und evtl. mit etwas Wodka oder Rum würzen. Die Kokosraspeln oder die gebrühten und abgezogenen Mandeln hacken und über den Salat streuen.

222.

5 Portionen Obstsalat (wie Rezepte
192 bis 194)
100 ml Eierlikör
30 g Kokosraspeln
20 g Schokoladenraspeln
50 g Schlagsahne

Früchtebecher mit Likör

Den zubereiteten Obstsalat (wie Rezepte 192 bis 194) in Gläsern anrichten, mit Eierlikör übergießen, mit den Raspeln bestreuen und mit Sahnetupfern garnieren.

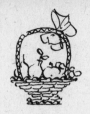

5.4. Müslis

223.

50 g Haferflocken
75 ml Milch
600 g Äpfel
1 Zitrone
60 g Johannisbeersirup

Apfelmüsli 1
(Bild 13)

Die Haferflocken (oder Hafermark) in die Milch einrühren und evtl. etwas quellen lassen. Die Äpfel von Stiel und Blüte befreien, quer zum Kernhaus raspeln, mit Johannisbeersirup und Zitronensaft abschmecken und unter die gequollenen Haferflocken mischen.
Die Haferflocken evtl. mit 40 g Zucker kandieren und ohne zu quellen unter die marinierten Äpfel mischen.
Zugabe: 50 g Rosinen, 25 g geriebene oder geraspelte Nüsse oder Mandeln und 5 g Weizenkeime.
Abwandlungen: An Stelle von Äpfeln gewürfelte Birnen, an Stelle von Johannisbeersirup Honig oder an Stelle von Milch Joghurt verwenden bzw. 100 g steif geschlagene Sahne unterheben. 100 ··· 200 g Äpfel evtl. mit Ananas-, Orangen- oder Bananenstückchen oder anderen Früchten austauschen.

224.

Apfelmüsli 2
(Bild 13)

Rezeptur und Zubereitung wie Rezept 223; jedoch die Haferflocken 10 bis 12 Stunden in wenig Wasser einquellen und an Stelle von Milch 50 ml Kaffeesahne verwenden.
Zugabe und Abwandlungen: wie Rezept 223.

225.

Beerenobstmüsli

Rezeptur und Zubereitung wie Rezept 223 oder 224; jedoch an Stelle von Äpfeln gezuckerte Beeren verschiedener Art verwenden. Die Beeren verlesen, waschen und nur bei Bedarf zerkleinern.
Zugabe und Abwandlungen: wie Rezept 223.

226.

Melonenmüsli

Rezeptur und Zubereitung wie Rezept 223; jedoch an Stelle von Äpfeln entkernte und gewürfelte Melone verwenden.
Zugabe und Abwandlungen: wie Rezept 223.

227.

Steinobstmüsli

Rezeptur und Zubereitung wie Rezept 223 oder 224; jedoch an Stelle von Äpfeln Steinobst (Kirsche, Pfirsich, Pflaume oder Aprikose) verwenden. Die gewaschenen und entsteinten Früchte entsprechend zerkleinern.
Zugabe und Abwandlungen: wie Rezept 223.

228.

Trockenobstmüsli

Rezeptur und Zubereitung wie Rezept 223 oder 224; jedoch an Stelle der Äpfel 300 g getrocknete Apfelringe oder Aprikosen, evtl. gemischt, verwenden. Die getrockneten Früchte gut waschen, 10 bis 12 Stunden in Wasser einweichen und dann entsprechend zerkleinern.
Zugabe und Abwandlungen: wie Rezept 223.

229.

Schrotmüsli

Rezeptur wie Rezept 223, 225, 226 oder 227; jedoch an Stelle von Haferflocken frisches Weizenschrot verwenden. Das Weizenschrot mit der gleichen Menge lauwarmem Wasser etwa 2 Stunden quellen lassen. Die weitere Zubereitung wie bei Rezept 223.
Zugabe und Abwandlungen: wie Rezept 223.

230.

Weizenkeimmüsli

Rezeptur und Zubereitung wie Rezept 223, 225, 226 oder 227; jedoch die Hälfte der Haferflocken durch Weizenkeime austauschen.
Zugabe und Abwandlungen: wie Rezept 223.

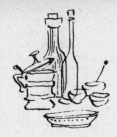

5.5. Obstkaltschalen

»Echte Kaltschalen« sind appetitanregende Vorspeisen, die speziell im Sommer ausgezeichnet erfrischen, den Durst löschen und hohen ernährungsphysiologischen Wert haben, besonders wenn Milch zum Aufgießen verwendet wird. Sie sind jedoch kein mit Wasser verlängertes und lediglich mit Stärkemehl oder Sago gebundenes Kompott. Ihr Sättigungswert wird durch Zugabe von Getreideflocken, Vollkornkeksen, Biskuits, Zwieback, Waffeln oder Knäckebrot erhöht. Gelegentlich werden sie mit Häubchen von gesüßtem Eischnee, Baisers oder Makronen dekoriert oder mit Eierkuchen bzw. mit Quarkspeisen kombiniert.

Obstkaltschalen werden zu besonderen Anlässen und zur geschmacklichen Abwandlung häufig mit einem Anteil Obst- oder Weißwein aufgegossen. Dieser Anteil kann jedoch jederzeit auch durch Obstmost ausgetauscht werden.

231.

500 g	Beeren (Erd-, Him-, Brom-, Johannis-, Stachel-, Heidel- oder Weinbeeren)
150 g	Puderzucker
2	Zitronen
500 ml	Weiß- oder Rotwein oder Obstwein (je nach Beerenart)
500 ml	Wasser (abgekocht, abgekühlt) oder Obstmost (je nach Beerenart)

Beerenobstkaltschale

Die Beeren verlesen, waschen, abbeeren und mit dem Puderzucker und dem Zitronensaft etwas ziehen lassen. $^3/_4$ der gezuckerten Beeren im Mixer oder mit der Gabel zerkleinern, Wasser, Wein oder Obstmost zugeben und mit Zitronensaft abschmecken. $^1/_4$ der gezuckerten Beeren ganz oder nur wenig zerkleinert zur Einlage verwenden.

Zugabe: 50 g verlesene, gequollene Rosinen bzw. wie im Vortext beschrieben.

232.

500 g	Kernobst (Äpfel oder Birnen)
150 g	Puderzucker
2	Zitronen
500 ml	Apfelsaft
500 ml	Apfel- oder Weißwein
500 ml	Wasser (abgekocht, abgekühlt)

Kernobstkaltschale

Die Äpfel oder Birnen ausschneiden und $^2/_3$ pürieren und $^1/_3$ raspeln oder fein schneiden. Sofort mit Zitronensaft und Puderzucker mischen, etwas ziehen lassen und dann mit Wein, Apfelsaft und Wasser auffüllen und abschmecken.

Zugabe: 50 g verlesene, gequollene Rosinen bzw. wie im Vortext beschrieben.

233.

500 g Steinobst (Kirschen, Aprikosen, Pfirsiche oder Pflaumen)
150 g Puderzucker
2 Zitronen
500 ml Weiß- oder Apfelwein
500 ml Wasser (abgekocht, abgekühlt)
500 ml Obstmost (je nach Obstart)

Steinobstkaltschale

Die Früchte waschen, entstielen, $^{1}/_{4}$ davon in Würfel schneiden und mit dem Puderzucker und dem Zitronensaft etwas ziehen lassen. $^{3}/_{4}$ der Früchte mit dem Wasser oder $^{1}/_{2}$ l Most im Mixer zerkleinern, mit dem Weißwein oder $^{1}/_{2}$ l Obstmost auffüllen und die restlichen Früchte zur Einlage verwenden. Sofern kein Mixer verfügbar ist, müssen Pfirsiche und Aprikosen durch kurzes Brühen abgezogen und die Früchte sehr fein geschnitten werden.
Zugabe: 50 g verlesene, gequollene Rosinen bzw. wie im Vortext beschrieben.

234.

600 g Beeren
150 g Zucker oder Honig
1 000 ml Trinkvollmilch

Beerenobstkaltschale mit Milch

Die Beeren verlesen, waschen, entsteinen, evtl. etwas zerkleinern, mit Zucker oder Honig und evtl. Weinbrand würzen und etwas ziehen lassen. $^{2}/_{3}$ der gezuckerten Beeren pürieren, kurz vor dem Anrichten mit frischer, gekühlter Milch verrühren und $^{1}/_{3}$ der Früchte zur Einlage verwenden.
Zugabe: wie im Vortext beschrieben.
Abwandlungen: An Stelle von Trinkvollmilch Buttermilch, Joghurt oder Sauermilch verwenden und evtl. etwas Kaffeesahne zugeben bzw. noch mit etwas Zucker abschmecken.

235.

600 g Beeren
150 g Zucker oder Honig
300 g Speisequark
600 ml Trinkvollmilch
2 Zitronen

Beerenobstkaltschale mit Quark

Die Beeren wie im Rezept 234 vorbereiten. Den Quark mit der Milch glattrühren und unter die Beeren mischen.
Zugabe: wie im Vortext beschrieben.

236.

600 g Steinobst
150 g Puderzucker
2 Zitronen
300 g Speisequark
600 ml Trinkvollmilch

Steinobstkaltschale mit Quark

Sofern erforderlich, die Früchte durch kurzes Brühen enthäuten, entsteinen, zerkleinern und mit Zitronensaft und Puderzucker würzen und etwas ziehen lassen. Den Quark mit der Milch glattrühren und unter die Früchte mischen.
Zugabe: wie im Vortext beschrieben.

237.

300 g Äpfel
3 Zitronen
400 ml Wasser oder Most
400 ml Weißwein
200 g Puderzucker
30 g Zwiebackmehl

Zitronen-Apfel-Kaltschale

Die Äpfel schälen, reiben und mit Zitronensaft und Puderzucker mischen. Dann mit Wasser oder Most und Wein aufgießen und mit dem Zwiebackmehl etwas binden.
Zugabe: wie im Vortext beschrieben.
Abwandlung: an Stelle von Zitronen Orangen verwenden.

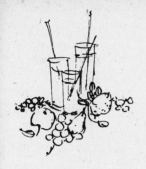

Die nachfolgenden Rezepte für Milchmischgetränke und Fruchtcocktails sind Beispiele, welche die vielseitigen Zubereitungsmöglichkeiten für diese wertvollen Erfrischungen andeuten sollen.
Sie werden leicht gekühlt serviert und mit Hilfe eines Trinkhalmes oder eines Langstiellöffels verzehrt.
Um den Eiweißanteil evtl. etwas zu steigern, können zu den Rezepten jeweils noch 50···100 g Speisequark bzw. 1 oder 2 Eigelb zugegeben werden.

238.

750 ml	Buttermilch
250 g	Aprikosen
80 g	Zucker oder Bienenhonig
1	Zitrone
5 g	Weizenkeime

Aprikosen-Buttermilch

Die entsteinten Aprikosen mit Zucker, Zitronensaft und etwas Buttermilch mixen, die restliche Buttermilch zugeben, in Gläser füllen und mit Weizenkeimen bestreuen.
Zugabe: 20 ml Rum oder Weinbrand als Gewürz und Getreideflocken, Knusperflocken, Knäckebrot, Vollkornzwieback, Kekse und dgl. mehr.

239.

200 g	Bananen
400 ml	Trinkvollmilch
300 ml	Joghurt
50 g	Bienenhonig oder Zucker
1	Zitrone
5 g	Weizenkeime

Bananenmilch

Alles gut mixen, in Gläser füllen und mit Weizenkeimen bestreuen.
Zugabe: wie Rezept 238.

240.

Birnenmilch

Rezeptur und Zubereitung wie Rezept 238; an Stelle von Aprikosen Birnen verwenden. Die Hälfte der Birnen evtl. mit Banane austauschen.

241.

500 ml Joghurt
200 g Erdbeeren
 60 g Zucker
150 g Äpfel
  1 Zitrone
  5 g Weizenkeime

Erdbeerjoghurt mit Äpfeln

Die entstielten und gut abgetropften Erdbeeren zuckern. Die geschälten und entkernten Äpfel mit Zitronensaft und Joghurt mixen, die Erdbeeren zugeben und nach dem Einfüllen in Gläser mit Weizenkeimen bestreuen.
Zugabe: wie Rezept 238.
Abwandlungen: An Stelle von Apfel Banane oder Birne verwenden.

242.

400 ml Buttermilch/Joghurt
400 ml Trinkvollmilch
200 g Himbeeren
 80 g Zucker
  1 Zitrone
  5 g Weizenkeime

Himbeermilch

Die gewaschenen und abgetropften Himbeeren mit Zucker und Zitronensaft marinieren, mit der Milch und Buttermilch mixen und nach dem Einfüllen in Gläser mit Weizenkeimen bestreuen.
Zugabe: wie Rezept 238.
Abwandlungen: Auf die gleiche Weise lassen sich Erdbeer-, Brombeer-, Blaubeer-, Stachelbeer-, Weinbeeren- oder Johannisbeermilch zubereiten.

243.

400 g Melone
 60 g Bienenhonig
  1 Zitrone
 20 ml Himbeergeist als Gewürz
600 ml Trinkvollmilch
  5 g Weizenkeime

Melonenmilch

Die Melone mit Honig, Zitronensaft und Himbeergeist mixen, mit der Milch auffüllen und in Gläser füllen.
Zugabe: wie Rezept 238.

244.

200 g Möhren
200 g Äpfel
600 ml Trinkvollmilch
 60 g Bienenhonig
  1 Zitrone
  5 g Weizenkeime

Möhren-Apfel-Milch

Möhrenwürfel, Apfelspalten, Honig, Zitronensaft und wenig Milch kräftig mixen, dann die restliche Milch aufgießen, in Gläser füllen und mit Weizenkeimen bestreuen.
Zugabe: wie Rezept 238.

245.

400 ml Joghurt
400 ml Trinkvollmilch
150 ml Sanddornmost
  2 Orangen
 60 g Zucker
  5 g Weizenkeime

Orangenmilch mit Sanddornsaft

Die Orangen ausdrücken und den Saft mit den weiteren Zutaten kräftig mixen und nach dem Einfüllen in Gläser mit Weizenkeimen bestreuen.
Auf die gleiche Weise lassen sich Zitronen- bzw. Grapefruitmilch zubereiten. Dann jedoch mit Zucker oder evtl. mit Bienenhonig nach Bedarf abschmecken.
Zugabe: wie Rezept 238.
Abwandlungen: Den Sanddornsaft durch Banane oder Apfel austauschen und 20 ml Rum oder Weinbrand bzw. 1 Btl. Vanillinzucker als Gewürz verwenden.

246.

Pfirsichmilch

Rezeptur, Zubereitung und Zugaben wie Rezept 238.
Abwandlungen: Die Pfirsiche zur Hälfte mit gut reifen, aber
saftigen Birnen austauschen und an Stelle der Buttermilch
je zur Hälfte Trinkvollmilch und Joghurt verwenden.

247.

500 ml Buttermilch
150 ml Apfelsaft
250 g Weintrauben
 60 g Bienenhonig

Trauben-Buttermilch

Die Trauben entsaften oder zumindest entkernen und dann
alles kräftig mixen, in Gläsern anrichten und mit Weizenkeimen bestreuen.
Zugabe: wie Rezept 238.

5.7. Obsttunken

Die Anwendung der Tunken ist bei den Rezepten jeweils vermerkt.

248.

100 g Ananas
30 g Zucker
40 g Tomatenketchup
10 g Senf
10 ml Himbeergeist

Ananastunke

(Zu kaltem Bratgeflügel, zu Pfannen- oder Grillgerichten oder zu Gerichten aus der Folie)
Die Ananas in feine Streifen schneiden, zuckern und Saft ziehen lassen. Dann Tomatenketchup und Senf unterrühren und evtl. mit etwas Himbeergeist abschmecken.

249.

150 g Äpfel
50 g Mehrfruchtmarmelade
50 g Apfelgelee
     Salz, Pfeffer
10 ml Gin

Apfel-Fruchttunke

(Zu kaltem Wild oder Pökelzunge)
Die geschälten Äpfel reiben, mit Marmelade und Gelee verrühren und kräftig abschmecken. Evtl. noch 2 Eßl. Rotwein, etwas Zitronensaft und wenig Senfmehl unterrühren.

250.

100 g Äpfel
50 g Senf
     Salz, Worcestersauce

Apfelsenf

(Zu Würstchen oder gebratener Wurst oder zu Wurst- oder Bratenbroten)
Die geschälten Äpfel fein reiben, schnell mit dem Senf verrühren und abschmecken.

251.

200 g Äpfel
30 g Meerrettich
50 ml Apfelsaft
$^1/_2$ Zitrone
     wenig Salz und Senf
20 g Mayonnaise

Apfeltunke

(Zu gekochtem Rindfleisch oder kaltem Schweinebraten oder gebackenem Fisch)
Die geschälten Äpfel reiben, würzen und mit Meerrettich und Mayonnaise vermischen.
Die Tunke evtl. noch mit 1 Teel. Anchovis- oder Heringspaste würzen.

252.

100 g Äpfel
100 g Tomatenketchup
20 g Senf
40 g Mayonnaise
$^1/_2$ Zitrone
     Salz, Pfeffer
5 g Schnittlauch

Apfeltunke, Teufelsart

(Zu kaltem Kasseler oder gekochtem Schinken)
Die geschälten Äpfel reiben, mit Tomatenketchup, Senf und Mayonnaise verrühren, kräftig abschmecken und den Schnittlauch zugeben.

253.

150 g Äpfel
100 g Zwiebeln
    Salz, Essig, Zucker
 20 g Tafelöl
    oder 40 ml saure Sahne

Apfel-Zwiebel-Tunke

(Für gekochtes Rindfleisch, Wellfleisch oder Pökelkamm)
Die geschälten und ausgeschnittenen Äpfel und die gepellten und grob zerteilten Zwiebeln mit den Gewürzen und dem Öl oder der sauren Sahne im Mixer fein pürieren. Die Tunke evtl. noch mit etwas Senf abschmecken.

254.

300 g Bananen
 60 g Zucker
  1 Zitrone
 50 ml Apfelsaft
 50 g Zwiebel
    Gewürzpaprika oder Curry

Bananentunke

(Zu kaltem Geflügel oder Fisch)
Die geschälten Bananen mit Zucker und Zitronensaft pürieren, mit dem Apfelsaft und der geriebenen Zwiebel vermischen und mit Paprika abschmecken.

255.

300 g Bananen
150 g Tomaten
 30 g Zwiebel
    Salz, Pfeffer,
    Worcestersauce

Bananen-Tomaten-Tunke

(Zu gebackenem Fisch)
Die geschälten Bananen und die vom Stielansatz befreiten Tomaten gemeinsam pürieren, durch ein Sieb streichen, würzen und mit der geriebenen Zwiebel abschmecken.

256.

200 g Beeren
 80 g Zucker
 20 ml Rum oder Weinbrand
    oder Zitronensaft
 50 ml Rotwein

Beerentunke

(Zu kaltem Wild, Pökelzunge und Kasseler, Medaillons, Foliensteaks o. ä.)
Die gewaschenen und geputzten Beeren durch ein Sieb streichen oder im Mixer zerkleinern, den Zucker unterrühren, mit Rum, Weinbrand oder Zitronensaft abschmecken und den Rotwein zugeben.

257.

200 g Brombeeren
 80 g Zucker
100 ml Rotwein
  5 g Senfmehl
    Pfeffer, Zimt, abgeriebene
    Orangenschale
 20 ml Weinbrand

Brombeertunke, pikant

(Zu kaltem Wild und Kasseler)
Die Brombeeren zuckern, zerdrücken, würzen und mit dem Rotwein verrühren.

258.

300 g Steinobst (Pflaumen, Pfirsiche
    oder Kirschen)
100 g Zucker
 20 ml Himbeer- oder Pfirsich-
    geist, evtl. etwas Zimt
    oder Curry

Fruchttunke aus Steinobst

(Zu kaltem Geflügel und Kasseler oder Süßspeisen)
Das entsteinte Obst mit dem Zucker im Mixer pürieren, durch ein feines Sieb streichen und abschmecken.

259.

60 g Bienenhonig
150 ml Rotwein
50 ml Kaffeesahne

Honigtunke

(Zu kaltem Wild oder Roastbeef)
Bienenhonig und Rotwein miteinander verrühren und die
Kaffeesahne zugeben.

260.

250 g Pfirsich
30 g Meerrettich
Salz, Zucker, Senf
20 ml Pfirsichgeist
50 ml Apfelsaft
20 g Mayonnaise

Pfirsichtunke mit Meerrettich

(Zu Pökelzunge, Kasseler oder Meerrettich)
Von den Pfirsichen durch kurzes Brühen die Haut entfernen, die Pfirsiche entsteinen, mit dem Pfirsichgeist
pürieren und würzen. Den Meerrettich würzen und mit
Apfelsaft und Mayonnaise unterrühren.

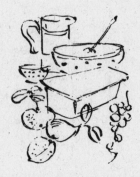

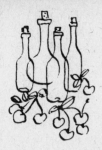

261.

1000 g Erdbeeren
7 g Zitronensäure, kristallin
250 ml Wasser
Zucker entsprechend
der Saftmenge

Erdbeerrohsaft

Die Zitronensäure im Wasser auflösen und mit den gewaschenen, entstielten und zerstampften Beeren kräftig mischen. Diesen Ansatz kühl und bedeckt 1 Tag stehenlassen und mehrmals umrühren. Dann den Saft durch ein Sieb laufen lassen, mit der gleichen Menge Zucker verrühren, bis er sich aufgelöst hat. Den Saft in Flaschen füllen und diese verschließen.
Auf die gleiche Weise lassen sich Kirsch- oder Himbeersaft herstellen.

262.

1000 g Johannisbeeren
800 g Zucker
10 g Zitronensäure, kristallin
750 ml Wasser

Johannisbeerrohsaft

Die gewaschenen und entstielten Beeren zerdrücken, mit dem Wasser, in dem die Zitronensäure gelöst wurde, übergießen und 1 Tag bedeckt stehen lassen. Den Ansatz mehrmals umrühren, den Saft durch ein Sieb ablaufen lassen und mit dem Zucker verrühren, bis er sich gelöst hat. Den Saft in Flaschen füllen und diese verschließen.

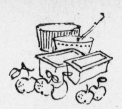

263.

200 g	Äpfel
60 g	Zucker
300 g	Speisequark
50 ml	Trinkvollmilch
5 g	Weizenkeime

Apfelquark

Die geschälten und ausgeschnittenen Äpfel fein raspeln oder reiben und mit dem Zucker verrühren. Den Quark mit der Milch glattrühren, das Apfelmark zugeben und den angerichteten Apfelquark mit Weizenkeimen überstreuen.

Zugabe: 20 ml Rum zum Marinieren der Äpfel, 100 g geschlagene Sahne und Kekse, Knäckebrot oder Waffeln.

Abwandlungen: An Stelle der Äpfel Birnen oder zum Teil Ananas verwenden.

264.

200 g	Banane
40 g	Zucker oder Honig
300 g	Speisequark
50 ml	Trinkvollmilch

Bananenquark

Den Speisequark mit Milch und Zucker oder Honig glattrühren, mit dem Bananenmark verrühren und nach dem Anrichten mit Weizenkeimen überstreuen.

Zugabe: 100 g geschlagene Sahne und evtl. 20 ml Rum.

265.

200 g	Beeren (verschiedene Arten)
50 g	Zucker
300 g	Speisequark
50 ml	Trinkvollmilch
5 g	Weizenkeime

Beerenquark (Bild 14)

Die gewaschenen, entstielten und gut abgetropften Beeren mit dem Zucker etwas ziehen lassen und evtl. etwas zerkleinern. Den Quark mit der Milch glattrühren, die vorbereiteten Beeren unterrühren und nach dem Anrichten mit Weizenkeimen überstreuen.

Zugabe: 100 g geschlagene Sahne und evtl. 20 ml Himbeergeist.

266.

350 g	Speisequark
50 ml	Trinkvollmilch
100 g	Marmelade oder Konfitüre
5 g	Weizenkeime

Fruchtquark

Den Quark mit Milch und Marmelade oder Konfitüre verschiedener Art glattrühren und nach dem Anrichten mit Weizenkeimen überstreuen.

Zugabe: wie Rezept 263.

267.

400 g Speisequark
50 ml Trinkvollmilch
50 ml Sanddornsüßmost
20 g geriebener Käse
50 g Zitrone
50 g Tafelöl
    Salz, Paprika

Husarenquark

Alle Zutaten kräftig miteinander verrühren und würzen.
Zugabe: Pellkartoffeln oder Brot und Salat der Saison.

268.

400 g Speisequark
150 ml Trinkvollmilch
    Salz, Zucker
25 g Kräuter, gemischt
30 g Tafelöl
5 g Weizenkeime

Kräuterquark

Alle Zutaten kräftig miteinander verrühren und würzen.
Zugabe: Pellkartoffeln oder Brot, Butter oder Leinöl und
Salat der Saison.

269.

400 g Speisequark
50 ml Trinkvollmilch
    Salz, Gewürzpaprika
50 g Gemüsepaprika
50 g Delikateßgurke
50 g Tomate
10 g Schnittlauch

Liptauer Quark

Den vom Stielansatz und von den Kernen befreiten Ge-
müsepaprika, die halbierte, ausgedrückte Tomate und die
Delikateßgurke in kleine Würfel schneiden und mit den
Gewürzen unter den mit Milch und Schnittlauch verrührten
Quark mischen.

270.

400 g Speisequark
150 ml Trinkvollmilch
50 g Meerrettich
    Salz, Zucker
10 g Zwiebel, gerieben
50 g Zitrone
30 g Tafelöl
5 g Schnittlauch
5 g Weizenkeime

Meerrettichquark

Den Meerrettich mit Salz, Zucker und Zitronensaft marinieren. Die übrigen Zutaten kräftig miteinander verrühren,
würzen und zum Schluß den marinierten Meerrettich unterrühren.
Zugabe: Pellkartoffeln oder Brot, Butter oder Leinöl und
Salat der Saison.

271.

400 g Speisequark
200 g Möhren
30 g Tafelöl
50 g Zitrone
    Salz, Zucker
5 g Petersilie
5 g Weizenkeime

Möhrenquark

Die geputzten Möhren fein reiben, mit Zucker und Zitronensaft marinieren und mit den übrigen Zutaten verrühren
und würzen.
Zugabe: Pellkartoffeln oder Brot und Butter oder Leinöl.

272.

Rettichquark

Rezeptur und Zubereitung wie Rezept 271; jedoch an Stelle der geriebenen Möhren fein geraspelten Rettich verwenden.
Zugabe: Pellkartoffeln oder Brot und Butter oder Leinöl.

273.

Selleriequark

Rezeptur und Zubereitung wie Rezept 271; jedoch an Stelle der geriebenen Möhren fein geraspelten Sellerie verwenden.
Zugabe: Pellkartoffeln odeι Brot und Butter oder Leinöl.

274.

400 g Speisequark
50 ml Trinkvollmilch
50 g Tomatenmark
50 g Zwiebeln
30 g Tafelöl
5 g Schnittlauch
Salz, Paprika, Kümmel, gemahlen

Quark, Holsteiner Art

Die Zwiebel in feine Würfel schneiden, mit den übrigen Zutaten kräftig verrühren und würzen.
Zugabe: Pellkartoffeln oder Brot und Butter.

275.

Zwiebelquark

Rezeptur und Zubereitung wie Rezept 270; jedoch an Stelle des Meerrettichs 100 g feine Zwiebelwürfel verwenden.
Zugabe: Pellkartoffeln oder Brot und Butter oder Leinöl und Salat der Saison.

276.

250 g Speisequark
100 ml Trinkvollmilch
5 g Vanillinzucker
150 g Äpfel
60 g Zucker
30 g Eiklar (etwa 1 St.)
wenig Salz, evtl. Zimt

Quarkschaum mit Apfel

Quark mit Milch und Gewürzen glattrühren, die geschälten Äpfel gerieben untermischen und den fest geschlagenen Eischnee unterheben. (Beachte Anmerkung, S. 17)
Zugabe: Weizenkeime, Kokosflocken, Schokoladenraspeln o. ä. und evtl. den Eischnee ganz oder teilweise durch Schlagsahne austauschen. In der Milch evtl. 5 g Gelatine auflösen.

277.

Quarkschaum mit Banane

Rezeptur und Zubereitung wie Rezept 276; jedoch an Stelle von Äpfeln Banane verwenden.
Zugabe: wie Rezept 276.

278.

Quarkschaum mit Beeren

Rezeptur und Zubereitung wie Rezept 276; jedoch an Stelle von Äpfeln Beeren verschiedener Art verwenden.
Zugabe: wie Rezept 276.

279.

Quarkschaum mit Steinobst

Rezeptur und Zubereitung wie Rezept 276; jedoch an Stelle von Äpfeln in feine Würfel geschnittenes Steinobst (Aprikosen, Pfirsiche, Pflaumen) verwenden.
Zugabe: wie Rezept 276.

280.

Quarkschaum mit Zitrone

Rezeptur und Zubereitung wie Rezept 276; jedoch an Stelle von Äpfeln den Saft von Zitronen verwenden und zusätzlich noch mit etwas Zucker abschmecken.
Zugabe: wie Rezept 276.

281.

500 g Äpfel
1 Zitrone
250 g Speisequark
50 g Himbeer- oder Erdbeerkonfitüre
1 Btl. Vanillinzucker
1 Eßl. Zucker

Äpfel, mit Fruchtquark gefüllt

Die Äpfel ausstechen, quer halbieren, etwas aushöhlen und mit Zitronensaft auspinseln. Das ausgehöhlte Apfelmark mit dem Rest Zitronensaft, Zucker, Vanillinzucker und der Konfitüre mixen, mit dem Quark verrühren und mit Spritzbeutel und Garniertülle in die Apfelhälfte spritzen. Die Oberfläche mit Schokoladenstreuseln oder mit Weizenkeimen bestreuen.
Abwandlung: An Stelle der Äpfel ausgehöhlte Birnen verwenden.

282.

300 g Chicorée (5 Stauden)
250 g Speisequark
200 g Schmelzkäse
Salz, Gewürzpaprika
5 g Schnittlauch
50 g Gemüsepaprikakonserve oder Tomate oder Pfirsich (evtl. Konserve)

Chicoréeschiffchen mit Quark

Die geputzten und gewaschenen Chicoréestauden längs halbieren, das Innere etwas aushöhlen und die inneren Blätter quer in feine Streifen schneiden. Quark, Schmelzkäse und Gewürze kräftig miteinander verrühren und Schnittlauch, Chicoréestreifen und die in feine Würfel geschnittenen Gemüsepaprikas, Tomaten oder Pfirsiche unterrühren. Die Quarkmasse mit Spritzbeutel und Garniertülle dekorativ in die vorbereiteten Chicoréeschiffchen spritzen und mit Gewürzpaprika überstreuen.
Zugabe: gehackte Nüsse oder Weizenkeime zum Bestreuen oder Radieschenscheiben zum Garnieren.

283.

Gemüsepaprika, mit Quark gefüllt

Rezeptur und Zubereitung wie Rezept 282; jedoch an Stelle von Chicorée vom Stiel und von den Kernen befreite reife Gemüsepaprikas verwenden.
Zugabe: gehackte Nüsse oder Weizenkeime zum Bestreuen oder Radieschenscheiben zum Garnieren.

284.

Gurkenreiter mit Quark

Rezeptur und Zubereitung wie Rezept 282; jedoch an Stelle von Chicorée 1 cm dicke, schräg geschnittene Salatgurke (Scheiben) verwenden.

Zugabe: gehackte Nüsse oder Weizenkeime zum Bestreuen oder Radieschenscheiben zum Garnieren.

285.

Tomaten, mit Quark gefüllt (Bild 15)

Rezeptur und Zubereitung wie Rezept 282; jedoch an Stelle von Chicorée ausgehöhlte Tomaten verwenden.

Zugabe: gehackte Nüsse oder Weizenkeime zum Bestreuen oder Radieschenscheiben zum Garnieren.

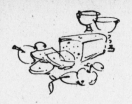

286.

250 g   Beeren
100 g   Zucker
        (10% Vanillinzucker)
250 ml Schlagsahne

Beerenschaum

Die entstielten Beeren mit dem Zucker im Mixer pürieren und mit der steifgeschlagenen Sahne locker vermischen, in Gläser füllen und gekühlt servieren.
Abwandlung: Die Hälfte der Schlagsahne mit 2 zu festem Schnee geschlagenen Eiklar austauschen.

287.

Kernobstschaum

Rezeptur und Zubereitung wie Rezept 286; jedoch an Stelle von Beeren püriertes oder geraspeltes Kernobst (Äpfel oder Birnen) verwenden.

288.

Steinobstschaum

Rezeptur und Zubereitung wie Rezept 286; jedoch an Stelle von Beeren entsteintes und püriertes oder fein geschnittenes Steinobst (Aprikosen, Pfirsiche, Pflaumen) verwenden.

289.

200 g   Beeren,
        Pfirsiche oder Sauerkirschen
 50 g   Zucker
$^1/_2$ Zitrone
  5 g   Gelatine
300 ml Apfelmost
  1   Eiklar
 50 ml Schlagsahne

Fruchtkrem

Die geputzten Früchte mit dem Zucker pürieren, Zitronensaft und die im Apfelmost gelöste Gelatine zugeben und den festgeschlagenen Eischnee[1] und die Schlagsahne unterheben. Die Kremspeise in Schälchen füllen, gelieren lassen und mit einigen Früchten garnieren.
Abwandlungen: Verwendung von Apfel-, Birnen- oder ähnlichem Obstmus.

[1] Beachte Anmerkung, S. 17

290.

300 ml Ananassaft
500 g   Orangen oder 220 ml Saft
 50 g   Bienenhonig
100 g   Ananasstücke

Ananas-Orangen-Cocktail

Gekühlten Ananas- und Orangensaft mit Honig kräftig mischen, evtl. mit 20 ml Weinbrand würzen und mit Ananasstücken in Cocktailgläsern mit Trinkhalm und Langstiellöffel anrichten.

291.

400 g Birnen
2 Eier
250 ml Joghurt
1 Btl. Vanillinzucker
50 g Zucker
100 ml Wodka

Birnenflip

Die geschälten und ausgeschnittenen Birnen mit Joghurt, Vanillinzucker, Zucker und Eiern kräftig in der Mixtulpe mixen und dann den Wodka zugeben.

292.

350 g Erdbeeren
300 ml Rhabarbersaft
50 g Zucker
20 ml Curaçaolikör
5 g Weizenkeime

Erdbeercocktail

Zubereitung wie Rezept 294.

293.

150 g Äpfel
150 g Orangen
150 g Birnen
150 g Banane oder Ananas
1 Zitrone
50 g Zucker
40 ml Kirschwasser
oder Himbeergeist

Fruchtcocktail

Die geschälten Früchte in Würfel schneiden, würzen, in weiten Gläsern auf Kopfsalatblättern anrichten und mit Kirschwasser oder Himbeergeist übergießen.
Abwandlungen: Banane oder Ananas mit Grapefruit austauschen.

294.

200 g Heidelbeeren
50 g Bienenhonig
200 ml Apfelsaft
1 Zitrone
5 g Weizenkeime

Heidelbeercocktail

Alle Zutaten kräftig mixen, evtl. mit 20 ml Himbeergeist würzen und in Cocktailgläsern mit Trinkhalm anrichten.

295.

300 g Johannisbeeren, rot
200 ml Traubenmost
50 g Traubenzucker
100 g Pfirsich
20 ml Pfirsichgeist

Johannisbeercocktail, rot

Zubereitung wie Rezept 294.

296.

300 g Johannisbeeren, schwarz
300 ml Rhabarbermost
Ingwer
100 g Himbeeren
20 ml Himbeergeist

Johannisbeercocktail, schwarz

Zubereitung wie Rezept 294.

297.

600 g Melone
$^1/_2$ Kopf Blattsalat
1 Zitrone
50 ml Tomatenketchup
30 ml Weinbrand oder Himbeergeist
30 ml Kaffeesahne

Melonencocktail 1

Die gut ausgereifte Melone ohne Kerne würfeln, mit Zitronensaft würzen und auf Kopfsalatblättern anrichten. Tomatenketchup, Branntwein und Kaffeesahne verrühren und über die Melonenwürfel gießen.
Abwandlungen: Dieser Cocktail kann durch 100 g gehackten Schinken oder feingewürfelte Pökelzunge oder Krebsfleisch ergänzt werden.

298.

600 g Melone
1 Zitrone
40 ml Curaçaolikör
50 ml Rotwein
30 g Zucker
100 g Kompottkirschen

Melonencocktail 2

$^2/_3$ der gut ausgereiften Melone ohne Kerne würfeln und mit Zitronensaft würzen. $^1/_3$ der Melone mit dem Zucker mixen, mit Likör und Rotwein verrühren und die in Gläsern oder Schälchen angerichteten Melonenwürfel damit übergießen. Den Cocktail mit entsteinten Kompottkirschen garnieren.

299.

400 g Möhren
200 g Johannisbeeren, rot
50 g Bienenhonig
100 ml Kaffeesahne
5 g Weizenkeime
20 ml Rum

Möhrencocktail

Die geputzten Möhren reiben, dann mit den anderen Zutaten mixen und in Cocktailgläsern mit Trinkhalm und Langstiellöffel anrichten.

300.

500 g Orangen (220 ml Saft)
200 g Möhren
100 g Aprikosenkonfitüre
20 ml Pfirsichgeist

Orangencocktail

Zubereitung wie Rezept 299.

301.

500 g Pfirsiche
50 g Bienenhonig
1 Zitrone
40 ml Pfirsichgeist
50 ml Joghurt

Pfirsichcocktail

Die entsteinten Pfirsiche mit Zitronensaft und den übrigen Zutaten kräftig mixen und gut gekühlt servieren.
Zugabe: Weizenkeime und Schokoladenraspeln.
Abwandlung: An Stelle der Pfirsiche entsteinte Aprikosen und an Stelle von Pfirsichgeist Aprikosengeist verwenden.

302.

300 g Pflaumen
200 g Birnen
1 Zitrone
50 g Bienenhonig
20 ml Rum
30 g Nüsse, gehackt
Zimt, gemahlen

Pflaumencocktail

Die entsteinten Pflaumen und die ausgeschnittenen Birnen mit Rum und Gewürzen mixen, in Cocktailgläsern mit Trinkhalm und Langstiellöffel anrichten und mit den gehackten Nüssen überstreuen.

303.

300 g	rote Bete
200 ml	Apfelsaft
2	Zitronen
30 g	Traubenzucker
100 ml	Kaffeesahne
20 ml	Weinbrand

Rote-Bete-Cocktail

Zubereitung wie Rezept 299.

304.

250 ml	Tomatensaft
250 ml	Apfelsaft
1	Zitrone
30 g	Traubenzucker
100 g	Pfirsich
	Worcestershiresauce

Tomatencocktail, süß

Zubereitung wie Rezept 290.

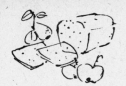

5.11. Rohkostschnitten

Die nachfolgenden Rezepte enthalten nur vegetarische Lebensmittel, bei denen die Margarine auch gegen Butter ausgetauscht werden kann. Denn es wird kaum so strenge Vegetarier geben, die selbst die Butter als tierisches Erzeugnis ablehnen. Meistens werden die nachfolgenden Beispiele im Rahmen der laktovegetabilen Kost verwendet, bei der sämtliche Milcherzeugnisse und gelegentlich sogar Eier verwendet werden.

305.

5 Scheiben Vollkornbrot
40 g Tafelmargarine
200 g Gemüsepaprika
     Salz, Gewürzpaprika
10 g Dill

Gemüsepaprikaschnitte

Die Brotscheiben mit Margarine bestreichen. Die Gemüsepaprikas von Stiel und Kernen befreien, in feine Streifen schneiden, auf die Schnitten verteilen, würzen und mit geschnittenem Dill bestreuen.

306.

5 Scheiben Vollkornbrot
40 g Tafelmargarine
250 g Salatgurke
     Salz, weißer Pfeffer
10 g Dill

Gurkenschnitte

Zubereitung wie Rezept 305; die Salatgurke in Scheiben geschnitten verwenden.
Zugabe: kremige saure Sahne dekorativ obenauf geben.

307.

5 Scheiben Vollkornbrot
40 g Tafelmargarine
40 g frische Kräuter (Petersilie, Kresse, Schnittlauch)
5 g Weizenkeime

Kräuterschnitte

Die Brotscheiben mit Margarine bestreichen, mit den gehackten Kräutern und den Weizenkeimen bestreuen und nur bei Bedarf mit wenig Salz würzen.

308.

5 Scheiben Vollkornbrot
40 g Tafelmargarine
25 g Schnitt- oder Zwiebellauch

Lauchschnitte

Zubereitung wie Rezept 307; jedoch an Stelle der gehackten Kräuter fein geschnittenen Zwiebel- oder Schnittlauch verwenden.

309.

5 Scheiben Vollkornbrot
40 g Tafelmargarine
5 Bund Radieschen
   Salz, 10 g Schnittlauch

Radieschenschnitte

Zubereitung wie Rezept 305; die geputzten Radieschen in Scheiben geschnitten und mit wenig Salz etwas geschwitzt verwenden.
Abwandlung: An Stelle von Radieschen Meerrettich verwenden.

310.

5 Scheiben Vollkornbrot
40 g Tafelmargarine
250 g Rettiche
   Salz, 10 g Schnittlauch

Rettichschnitte

Zubereitung wie Rezept 305; den geputzten Rettich in Scheiben geschnitten oder grob geraspelt verwenden und mit Salz gewürzt etwas schwitzen lassen.

311.

5 Scheiben Vollkornbrot
60 g Tafelmargarine oder Butter
20 g gemischte Kräuter
   Salz, Worcestershiresauce,
   wenig Zitronensaft

Schnitte mit Kräutermargarine oder -butter

Die etwas weiche Margarine oder Butter mit den gehackten Kräutern verrühren, würzen und auf die Brotscheiben streichen.
Zugabe: Weizenkeime.

312.

5 Scheiben Vollkornbrot
60 g Tafelmargarine oder Butter
20 g Meerrettich
   Salz, wenig Essig
10 g Schnittlauch

Schnitte mit Meerrettichmargarine oder -butter

Die etwas weiche Margarine oder Butter mit dem bereits gewürzten Meerrettich verrühren, auf die Brotscheiben streichen und mit Schnittlauch überstreuen.
Zugabe: Weizenkeime.

313.

5 Scheiben Vollkornbrot
40 g Tafelmargarine
300 g Sellerie
   Salz, wenig Zitronensaft
5 g Petersilie oder Schnittlauch

Sellerieschnitte

Zubereitung wie Rezept 305; den geputzten Sellerie fein geraspelt und mit Salz und Zitronensaft gewürzt verwenden.

314.

5 Scheiben Vollkornbrot
40 g Tafelmargarine
300 g Tomaten
   Salz, Pfeffer
10 g Schnittlauch

Tomatenschnitte mit Schnittlauch (Bild 16)

Zubereitung wie Rezept 305; die Tomaten in Scheiben geschnitten verwenden.
Abwandlung: An Stelle von Schnittlauch feine Zwiebelwürfel verwenden.

315.

5 Scheiben Vollkornbrot
40 g Tafelmargarine
150 g Zwiebeln
5 g Petersilie
Worcestersauce

Zwiebelschnitte

Zubereitung wie Rezept 305; die gepellten Zwiebeln in feine Würfel oder Streifen geschnitten verwenden.

316.

Kollath-Weizen

100 g Tafelweizen waschen und mit Wasser bedeckt an warmem Ort 1 Tag stehenlassen. Dann wieder waschen, noch $\frac{1}{2}$ Tag mit Wasser bedeckt stehenlassen, abermals waschen und ohne Wasserzugabe 1 bis $1\frac{1}{2}$ Tag bedeckt warm stehenlassen, bis der mittlere Kern weich ist und $4 \cdots 5$ mm lange Keime gewachsen sind. Das Waschen ist erforderlich, weil sich schnell Schimmelpilze ansiedeln.
Diesen Kollath-Weizen unter geraspelte Äpfel mischen, mit Zitronensaft und Bienenhonig oder Fruchtsirup abschmecken und evtl. Rosinen oder Kokosraspeln zugeben.
Abwandlungen: wie bei Müslis beschrieben
(Nr. 223 bis 230).

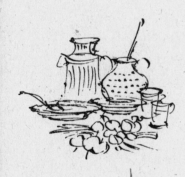

Eigene Rezepte

6. Muster-Wochenspeisenplan

für einen gesunden Menschen bei mäßiger bis mittelschwerer Arbeit und regelmäßigem Einsatz von Rohkost

1. und 2. Frühstück

Montag:	Milchsuppe mit »Mekorna«[1], Weizenkeim- und Knäckebrot, Butter, Honig, Käse, Tee mit Zitrone, 1 Stück Obst; Doppelschnitte (Vollkorn- bzw. Mischbrot) mit Schmalz, Wurst, Tomate
Dienstag:	Vitalbrot, Brötchen, Butter, gekochtes Ei, Marmelade, Gemüsepaprika, Kaffee verkehrt; Doppelschnitte (Vollkorn- bzw. Mischbrot) mit Butter, gekochtem Schinken, 1 Stück Obst
Mittwoch:	Müsli (Rezepte 223 bis 230), Mischbrot, Butter, Fischkonserven, Tee mit Zitrone; Doppelschnitte (Grahambrot) mit Tafelmargarine, kaltem Braten, Gurke
Donnerstag:	Roggen-Vollkornbrot, Brötchen, Butter, Teewurst, Schmelzkäse, Radieschen o. ä., Kakao; Doppelschnitte (Konsum-Vollkorn-Schnittbrot) mit Tafelmargarine, Leberkäse, 1 Stück Obst
Freitag:	Grieß- oder Haferbrei mit gezuckerten Früchten (Rezept 191), Grahambrot, Butter, roher Schinken, Milchkaffee; Doppelschnitte (Pumpernickel und Mischbrot) mit Schmalz, Käse, Rettich
Sonnabend:	Eierkuchen mit geraspeltem Apfel (Rezept 199), Brötchen, Butter, Jagdwurst, Kakao; Doppelschnitte (Vollkorn- bzw. Mischbrot) mit Meerrettichkrem (Rezepte 67 bis 72), Fleischwurst, Tomate
Sonntag:	Spiegelei auf Wurst, Buttermilch-Brot, Butter, Kuchen, Milchkaffee, 1 Orange

---

[1] Mehrkornnahrung. Hersteller: VEB Nahrungsmittelkombinat »Albert Kuntz«, Wurzen

Mittagessen

Montag:	Möhrenrohkost mit Sellerie (Rezept 82), Gulasch mit Krautnudeln
Dienstag:	Obstkaltschale (Rezepte 231 bis 237), Kasseler Kotelett mit Blumenkohlgemüse und Petersiliekartoffeln
Mittwoch:	Tomaten-Gurken-Salat (Rezept 149), Fischragout mit Kartoffelbrei, Grießflammeri mit gezuckerten Beeren (Rezept 191)
Donnerstag:	Grüne-Bohnen-Eintopf mit Hammelfleisch, Brot, Apfelreis
Freitag:	Bratwurst mit buntem Kartoffelsalat, Apfelsalat mit Pflaumen (Rezept 202)
Sonnabend:	1 Teller Gemüsesuppe, Nudelauflauf mit Obstsalat (Rezepte 192 bis 194) oder mit gezuckerten Früchten (Rezept 191)
Sonntag:	Blumenkohlsuppe, Brathähnchen nach Sanssouci-Art ($\frac{1}{2}$ Pfirsich, verschiedene Gemüse, Petersiliekartoffeln), Fruchtcocktail (Rezept 294)

Nachmittagsimbiß

Sofern eine Imbißmahlzeit eingehalten wird, um die Zeitspanne von etwa 6 bis 7 Stunden zwischen Mittag- und Abendessen zu überbrücken, sollte man Milch[1], Joghurt[1], Buttermilch[1], Kaffee verkehrt, evtl. Milchkaffee mit Knäckebrot, Vollkornkekse, -zwieback, -waffeln oder Obstkuchen im Wechsel bevorzugen und diese Zwischenmahlzeit knapp gestalten (etwa 10 ·· 15 Energie-% vom Tagesbedarf). Evtl. können auch Obst, Nüsse oder im Sommer gezuckerte Früchte mit Milch den Übergang schaffen.

[1] Evtl. mit Fruchtsaft, Fruchtmark oder frischen Früchten

Abendessen

Montag: Kopf- und Gurkensalat (Rezept 52), kleines Schnitzel mit Kartoffelsalat, Gabelbissenhappen auf Vollkornbrot mit Gurke, Obstmost

Dienstag: Gemischtes Brot, Butter, Rohwurst, Brathering, Sauerkrautsalat mit Rosinen und Apfel (Rezept 118), Tee mit Zitrone

Mittwoch: Bauernomelett mit Blattsalat (Rezepte 23, 33, 37, 38 oder 51 bis 59), Käsehappen auf Pumpernickel, Bier und Limonade gemischt

Donnerstag: Liptauer Quark (Rezept 269) mit Leinöl, Pellkartoffeln oder Knäckebrot, Rettich-schnitte (Roggen-Vollkorn-Brot) (Rezept 310), Buttermilch

Freitag: Fischfilet, gebraten, ungarisch (mit Gemüsepaprika, Tomate und Zwiebel-streifen), Röstkartoffeln, Blattsalat (Rezepte wie Mittwoch), Schorle-Morle

Sonnabend: Grahambrot, Butter, Würstchen, Rollmops, Meerrettichkrem (Rezepte 67 bis 72), Sellerie-Apfel-Salat (Rezept 138), Obstmost

Sonntag: Schnitte (Vitalbrot) mit Gemüsepaprika (Rezept 305), Weizenkeimbrot, Butter, Schinkentüte, gefüllte Tomaten (Rezept 164), Tee mit Zitrone

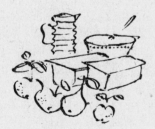

Eigene Rezepte

Eigene Rezepte

7. Rohkostkur (3 Speisenplanmuster)

a) *1. Frühstück:* Bircher Müsli (Rezepte 223 bis 230), Knäckebrot mit Butter

2. Frühstück: Tomatenvorspeise (Rezepte 165 bis 167) mit Vollkornwaffel

Mittagessen: Gemüse-Rohkostplatte mit Kollath-Weizen (Rezept 316), Fruchtquark (Rezepte 263 bis 266)

Nachmittagsimbiß: Möhren-Apfel-Milch (Rezept 244) mit Vollkornkeks

Abendessen: Knäckebrot mit Kräuterbutter (Rezept 311), Trauben-Buttermilch (Rezept 247)

b) *1. Frühstück:* Haferflocken mit Rosinen in Milch, Obst

2. Frühstück: Studentenfutter[1]

Mittagessen: Gemüse-Rohkostplatte mit Knusperflocken, Quarkschaum (Rezepte 276 bis 280)

Nachmittagsimbiß: Fruchtjoghurt mit Weizenkeimen (Rezepte 239 bis 241)

Abendessen: Kräuterquark (Rezept 268) mit Leinöl und Vollkornbrot, Möhrencocktail (Rezept 299)

c) *1. Frühstück:* Tomatenschnitte mit Schnittlauch (Rezept 314), Buttermilch

2. Frühstück: Gurkenreiter mit Quark (Rezept 284), Knäckebrot mit Butter

Mittagessen: Gemüse-Rohkostplatte mit Nüssen

Nachmittagsimbiß: Pfirsichcocktail (Rezept 301) mit Vollkornwaffel

Abendessen: Sauerkrautsalat mit Rosinen (Rezept 125), Knäckebrot mit Butter, Kernobstschaum (Rezept 287)

[1] Mischung aus Sultaninen, Korinthen, Mandeln und verschiedenen Nüssen

Literaturverzeichnis

Zum ernährungsphysiologischen Wert

Heepe, F.:   Die Vitamine in der Diät- und Küchenpraxis, Beiträge zur Ernährungswissenschaft Bd. 5. Darmstadt: Dr. Dietrich Steinkopff Verlag 1961

Heun, E.:   Die Rohsäfte-Kur, Grundlagen-Methodik-Heilerfolge, 2. Aufl. Stuttgart: Hippokrates-Verlag 1960

Schlegel, L.:   Rohkost und Rohsäfte in der Ernährung des Gesunden und Kranken, Physiologie und Klinik. Stuttgart: Hippokrates-Verlag 1956

Zur Zubereitung

Wieloch, E.:   Gesund durch Gemüse – roh und gekocht, 17. Aufl. Leipzig: VEB Fachbuchverlag 1989

                             Gesund durch Obst – roh und gekocht, 11. Aufl. Leipzig: VEB Fachbuchverlag 1984

Zobel, M., und   Neuzeitliche Gemeinschaftsverpflegung, Band 1, 12. Aufl. Leipzig: VEB Fachbuchverlag 1981
F. Wnuck:

Zobel, M.:   Das Buch vom Würzen. Leipzig: Verlag für die Frau 1988

Zur Warenkunde

Einhorn, O.,   Obst und Gemüse (einschließlich Speisekartoffeln und Südfrüchte), 5. Aufl.
H. Köter und   Leipzig: VEB Fachbuchverlag 1985
G. Meischak:

Arbeiten der Zentralstelle für Sortenwesen: Sortenratgeber Gemüse. Berlin: VEB Deutscher Landwirtschaftsverlag 1973

Rezeptverzeichnis